医療と介護の法律入門

児玉安司
Yasushi Kodama

岩波新書
1979

はじめに　医療と介護の場で法律が身近に

生まれること、老いること、病にかかること、死ぬことの四つ「生老病死」が、仏教では、人生の中での「苦」であるとされています。医療と介護は、「生老病死」のすべてに深く関与し、苦痛などを緩和して未来への希望を生み出そうとしています。子どもが生まれるときも、家族が病気になったときも、高齢者が老いて介護が必要になったときも、看取るときも、医療と介護はすべての人にとって身近なものです。

私たちは、毎日何らかの医療・介護サービスにかかわりを持ち続けていますので、医療と介護の土台を形成する法律と私たちの日々の暮らしは深いつながりを持っています。ただ、どのようなルールに基づき、どのような資金を使って、どのような秩序の下で医療・介護サービスが運営されているかについて、全体像を理解することは容易ではありません。

いま、医療と介護は急速に変化しています。超高齢社会、ゲノム解析やデータサイエンスなど日進月歩の技術革新、さらに新型コロナウイルス感染症のパンデミックなど、新しいできごとが次々と登場して、医療と介護は変化を迫られています。

また、たとえば人の看取り方についても、自宅での看取りが八割を占めていた一九五〇年代から、医療機関での看取りが八割を占めるに至った二〇〇〇年代、さらに、看取りの場所の確保が困難になると予想される将来の高齢多死社会まで、今後も大きな変化が続きます。医療や介護の法制度の基本的な仕組みとともに、将来どんな変化が必要とされているかをひとりひとりが理解し、選択していくことが、とても大切です。

変貌していく医療と介護の法律

医療と介護をめぐる法律は、この二〇年ほどの間に急速に変化しており、新型コロナウイルス感染症をきっかけとして、また一段と大きな変化を遂げようとしています。

たとえば超高齢社会における高齢者の介護を支えていくために、二〇〇〇年に介護保険制度が創設されました。これは「措置から契約へ」をキャッチフレーズとした社会福祉基礎構造改革の一環でした。介護保険を使って介護を受ける人やその家族が、サービス利用契約書に署名捺印するのは、現在ではごくありふれた風景となりました。ただ、それまでなかった「契約書」がどうして急に必要になったのか、その法律的な意味は何なのかなど、いろいろと考えさせられるきっかけとなりました。

ちょうど同じころ、マスメディアでは、医療事故に関する報道が激増し、「医療不信」が医療界に向けられていました。二〇〇一年には厚生労働省が医療安全推進室を設置して、「医療安全」への国の取り組みが始まりました。二〇〇三年に厚生労働省令である「医療法施行規則」の改正を経て、二〇〇六年に、医療制度の根幹を定める「医療法」という法律に「医療の安全の確保」という章がひとつ新設されました。一般の方は、それまで医療法に医療安全に関する規定がなかったことにかえって驚かれるかもしれませんが、医療安全に関する法制度は、二〇〇〇年代になってから始まったばかりのものなのです。

その後も、医療法の改正は続きました。二〇一四年の医療法改正で医療事故調査制度が創設されて、医療機関での予期しない死亡について医療機関が自ら調査することになり、さらにそのうちの一部は医療事故調査・支援センターが第三者として調査するなど、大きな法制度の変化が続いています。

同じ二〇一四年には、臨床現場での大規模な医学研究(臨床研究)に関してデータ改ざんなどの不祥事が相次いだために「臨床研究法」という法律が制定されました。

また、医療と介護は個人情報を取り扱うため、個人情報保護への配慮が必要です。一方、地域包括ケアの中での医療介護連携や、ビッグデータを使った医学研究のためには、医療・介護情報の利活用が不可欠です。そのため「個人情報の保護に関する法律」(個人情報保護法)が何度も改正され、今も法制度の模索が続いています。

社会保障の「公助」「共助」「自助」

日本の医療と介護は、社会保障の一環として設計され、運用されています。社会保障は国や地方自治体の政策ですから、国会の定める法律で骨組みを決め、国の予算が土台にあります。地方自治体の条例や予算も大切な役割を果たしています。たとえば、収入も資産も無くなって生活が立ち行かなくなると、税金を使って生活保護が行われます。生活保護は、ひとびとの生活を守る最後のセーフティネットです。公の機関が行うので、「公助」と呼ばれています。

ただ、税金による公助と自費による自助だけで社会保障を支えていくことは不可能です。公助と自助の間に「社会保険」、すなわち加入するひとりひとりが支払う「社会保険料」を財源とし、公的機関が法令の根拠をもって運営する社会保障のための保険が登場します。

会社に就職してお給料をもらうようになり、給与明細を見ていただくと、税金とともに社会保険料が天引きされていることに気がつくと思います。元気に働けて収入がある人が、所得に応じて社会保険料を負担し、社会保険を支えています。社会保険には、病気に備える健康保険、高齢になったときの所得を支える年金、高齢者の介護を支える介護保険、職を失ったときのための失業保険や労働災害に備える労災保険などがあります。みんなの支払う保険料を使って困ったときにともに助け合う仕組みですから、「共助」と呼ばれています。

さらに、病院にかかったときには、医療費の一部を病院の会計窓口で自己負担分として支払います。お医者さんからもらった処方箋《せん》を薬局に出して薬をもらうときも、薬代の一部を自己負担分として支払います。ただ、医療については、健康保険による保険診療と健康保険外の自由診療を混合して行うことはできない「混合診療禁止の原則」がありますので、差額ベッド料などの一部の例外を除けば、自己負担が拡大していかないよう歯止めがかかっています。他方、介護保険では、保険で認められているサービスに加えて種類や回数を増やす「横出し上乗せサービス」があり、サービス内容について、自己決定、自己選択、自己負担がより広く認められています。「横出し上乗せサービス」も前述の医療費の自己負担もいずれも社会保障における「自助」ですが、医療と介護では自助の範囲やあり方に違いがあることに留意する必要があります。

このように、社会保障には、「公助」「共助」「自助」の三つの要素があり、医療・介護において、この三つが複雑に絡み合いながら制度運営とサービス提供が行われています。税金を資金とする「公助」、社会保険料などを資金とする「共助」、自己負担の資金による「自助」のいずれについても、法令と契約がルールを定めていますが、そのルールは膨大かつ詳細で、しかも時々刻々と変貌を遂げており、その全体像を見通すことは容易ではありません。

感染症法と新型インフルエンザ等対策特別措置法

二〇二〇年の初めには、誰も思いもしなかったほどの世界規模の長期にわたる新型コロナウイルス感染症のパンデミックが始まりました。「感染症の予防及び感染症の患者に対する医療に関する法律」(感染症法)と「新型インフルエンザ等対策特別措置法」(特措法)は、コロナのパンデミック以前にあった法律ですが、コロナ下で大きくクローズアップされ、法律の改正と運用の工夫が迫られるようになりました。国全体を巻き込む巨大なパンデミックは、医療・介護システム全体のあり方にも大きなインパクトを与えました。

平時の医療・介護は、契約と合意、患者の選択、インフォームド・コンセントに基づくものであり、その背後には医療法、「医師法」、社会保険関係法令などが法律的な骨組みを作り上げています。ところが、パンデミックの医療は、都道府県知事をはじめとする行政機関の強い公的な権限に基づくものです。都道府県知事は入院を指示したり、施設や自宅での待機を指示したりすることができます。医療者に対しては、新型コロナウイルスに感染した患者の診療を要請することができます。さらに特措法は、内閣総理大臣を本部長とする新型コロナウイルス感染症対策本部を設置することとし、内閣の総力を挙げて対処することとなっています。その第一条では「新型インフルエンザ等の発生時において国民の生命及び健康を保護し、並びに国民生活及び国民経済に及ぼす影響が最小となるようにすることを目的とする」と定めており、生命と経済のバランスをとることを目的とした、たいへん珍しく、運用がとてもむずかしい法律だと言えると思います。

この本でお話ししたいこと

私たちは、医療と介護の大きな変化の中で、日々医療と介護の法律や契約に直面するようになりました。しかし、法律用語も医学用語も難解で、医療と介護のことを理解して法律を読もうとしても、法律の条文は歯が立たず、医学用語は外国語が多くて意味がわかりにくく、どこから手をつけたらよいかわからないと思われるかもしれません。

最初に述べたように、医療と介護は、電気や水道と同じように、すべての人の毎日の暮らしを支える生活の基盤です。だから、医療と介護に関連する情報は身の回りに溢れています。

この本では、その骨組みを作っている医療と介護の法制度全体のイメージを、できる限り専門用語を使わずに、厳密に書くよりはわかりやすさを優先して、お伝えしてみようと思います。

私は、法学部を卒業した後、医学部に入り直し、今は弁護士として仕事をしています。医学部でも法学部でも教員をしたことがありますし、今も法科大学院で講義を担当しています。医師としての研修生活はアメリカ海軍横須賀病院で過ごしました。弁護士になってすぐに留学して、シカゴとロンドンの法律事務所で勤務して日本の法制度や医療制度を外から眺めた経験もあります。また、この二五年ほどの間に医療と介護の法律も社会状況も激変するなかで、政策づくりや法制度の運用、現場の訴訟や紛争に関与させていただく機会がたくさんありました。

実務に携わる者として、できるだけ多くの人に、できるだけわかりやすい読み物として医療と介護の法律全体の見取り図と話題を提供し、もっとたくさんの人の知恵を集めて医療と介護の未来をいっしょに考えていければと思います。

目　次

第1章　医療と介護の法律

1　日本国憲法の中の医療・介護制度

自由の世界とその限界

日本国憲法の中には、大きくわけると二つの世界があります。自由の世界と公共の福祉の世界です。

憲法一三条は、

すべて国民は、個人として尊重される。生命、自由及び幸福追求に対する国民の権利については、公共の福祉に反しない限り、立法その他の国政の上で、最大の尊重を必要とする。

と定めています（以下、本書中の法令等の傍線は引用した筆者によるものです）。この条文にある個人は生命をもち、意思をもち、それぞれが自分の意思決定によって、幸福を追求していく権利があります。

ただ、ひとりひとりがばらばらの個人のままだと、社会生活も経済取引も成り立ちません。個人が集まって互いのルールを自ら決めていくことを、法律の世界では「私的自治の原則」と言います。

人と人のルールとは「約束」です。「約束」の中でも、裁判所が約束を守るように強制できるものを「契約」と呼びます。個人の意思と意思が合致すれば、「契約」が成立します。契約を自由に締結できることを、「契約自由の原則」と言います。そして、医療契約、介護サービス契約、福祉サービス契約など、たくさんの「契約」が医療・介護制度を支えています。

なお契約が破られたときに裁判所は、たとえば契約の履行《りこう》を強制したり、損害賠償を命じたりすることがあります。そして契約制度の秩序や家族制度の秩序の大枠を決める法律を「民法」といい、民事裁判の手続を定める法律を「民事訴訟法」といいます。民事の医療裁判については、第3章で詳しくお話しします。

さらに、自由を濫用して人に危害を加えた場合に刑罰が科されることもあります。刑罰を定める法律が「刑法」であり、刑事裁判の手続を定める法律が「刑事訴訟法」です。

医療や介護福祉でも、重大なミスが起こって刑事訴追《そつい》され、処罰を受けたり無罪になったりする事例があります。医療事故と刑事訴訟、そして医療安全の取り組みについては、第2章でお話しします。

公共の福祉の世界

「公共の福祉」というのは、実に幅広い意味のあることばです。公共の福祉について、国家がどこまでの仕事をすればよいかについて、安全保障機能と警察さえあればよく、国がする仕事はあまり大きくならないほうがよい、という考え方もあります。歴史的にも時代によって変化があり、いまも議論が尽きません。

その一方で、日本では、特に第二次世界大戦後、国民が安心して暮らせるような社会保障制度を整備した「福祉国家」をめざすべきだとする考え方が強くなっていきました。

憲法二五条は、

①すべて国民は、健康で文化的な最低限度の生活を営む権利を有する。

②国は、すべての生活部面について、社会福祉、社会保障及び公衆衛生の向上及び増進に努めなければならない。

という規定をおきました。

第二次世界大戦後の日本は、一九四八年に「医療法」(医療機関と医療法人に関する法律)、「医師法」(医師の免許と業務に関する法律)、「薬事法」(医薬品や医療機器に関する法律)を新たに整備して、医療に関する行政措置や行政処分が厚生省(当時)によって担われるようになりました。なお薬事法は、二〇一四年に「医薬品、医療機器等の品質、有効性及び安全性の確保等に関する法律」となり、略称は「薬機法」となりましたので、後出の図1-1のなかでは、薬機法と書いています。

病院や診療所、助産所などの施設の基準を定めて、よい医療が提供できるようにしたり、医師などの医療従事者の国家試験制度や研修を整備したり、医薬品・医療機器を国が承認する制度が整備されたりしました。

生活に困窮するすべての国民に対して、その困窮の程度に応じて必要なサポートを行う「生活保護法」が制定されたのは一九五〇年のことでした。一九五一年には「社会福祉事業法」が制定され、社会福祉法人によって高齢者福祉や障害者福祉などのさまざまな福祉事業が公費で行われる制度の土台が作られました。なお、一九六七年の朝日訴訟(最高裁大法廷判決)は、憲法二五条は個々人に具体的請求権を与えたものではないとし、一九八二年の堀木訴訟(同)では、社会保障の立法裁量を認めています。生活保護などの「公助」の給付水準については、政府の合理的な裁量が求められています。

社会保険の登場

最初に紹介した自由の世界は、自由な取引の世界であり、自己決定、自己責任、自己負担が原則です(「自助の世界」あるいは「民の世界」と言い換えてもいいかもしれません)。

次に紹介した公共の福祉の世界は、かつては警察のような社会秩序にかかわる国家の仕事が中心でしたが、第二次世界大戦後に、税金を財源とした「社会福祉、社会保障及び公衆衛生の向上及び増進」が国家の仕事となり、医療・介護に関する人や物や施設に関する規制を行ったり、公費で生活保護を行ったりするようになりました(「公助の世界」あるいは「官の世界」と言い換えてもいいかもしれません)。

この二つの世界だけで、社会保障制度は十分なのだろうか、間に、人と人の助け合いの世界、いわば「共助」の世界を創出する必要があるのではないか、という問題意識は、一九世紀末のドイツでスタートします。加入するひとりひとりの国民が支払う「社会保険料」を財源として、公的機関が法令の根拠をもって運営する社会保障のための保険という構想が生まれ、実践され始めました。

その構想をさらに発展させ、社会保険サービスを整備しようというのが、一九四二年のイギリスのベヴァリッジ報告書です。

日本では第二次世界大戦後の一九五八年に「国民健康保険法」が全部改正されて、一九六一年四月に全市区町村で健康保険が実施され、国民すべてが健康保険に加入する「国民皆保険」が達成されました。

また、一九五七年に厚生省令として制定された「保険医療機関及び保険医療養担当規則」(療担規則)が、健康保険に基づく療養の給付の基本ルールとなり、その後改正が重ねられていきました。

それから、半世紀近くたって超高齢社会の到来を控えて、二〇〇〇年に介護保険が導入されました。このときの社会福祉基礎構造改革のキャッチフレーズが、「措置から契約へ」でした。高齢者の介護福祉は、税金を財源とする行政措置から社会保険に支えられた契約に移行していったのです。このことについては、第4章で詳しく説明します。

ここまで説明したことを、図1-1で示します。

自由と幸福追求の民の世界(自助)と、公共の福祉・官の世界(公助)の間に、社会保険(共助)

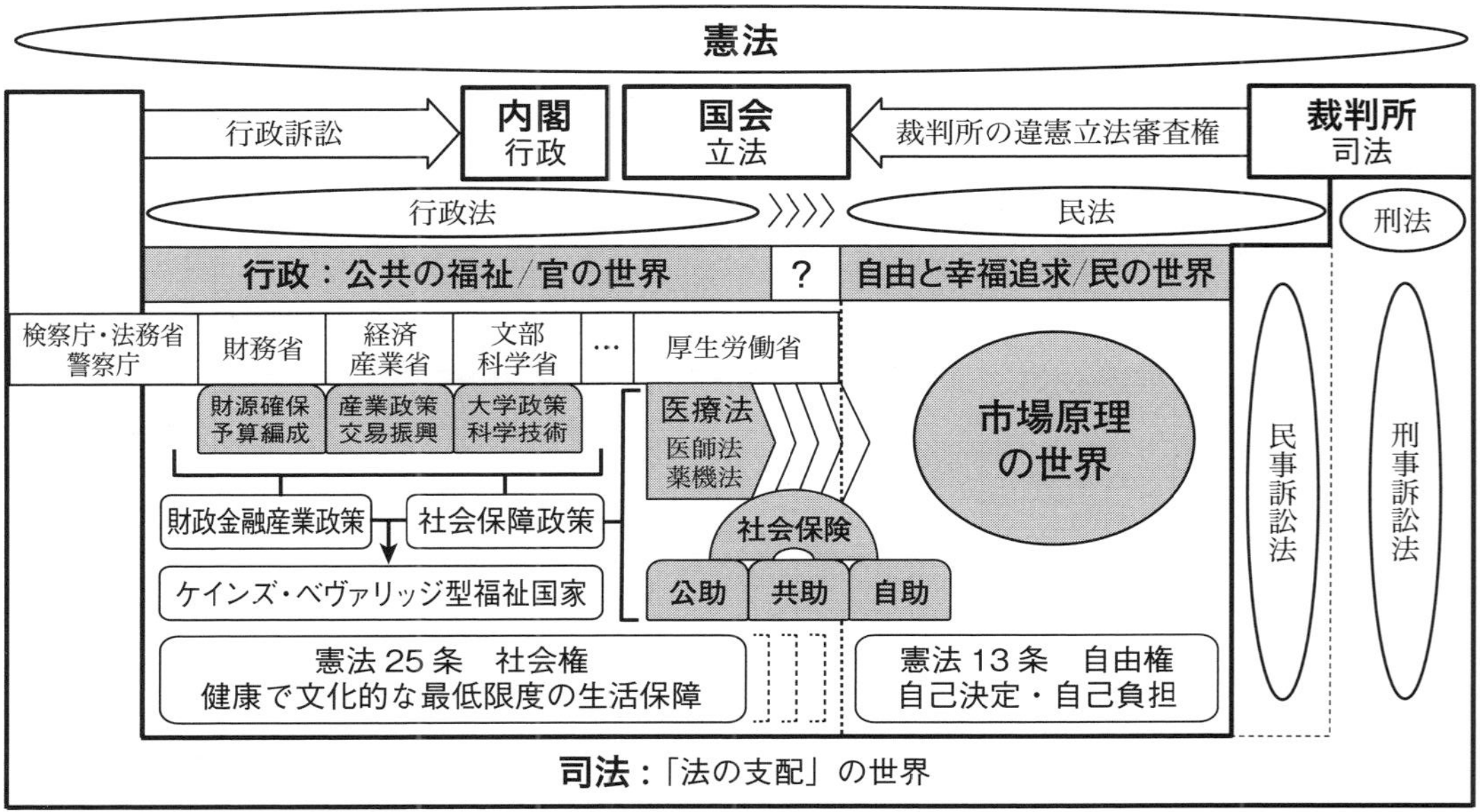

図 1-1　医療にかかわる法制度

の橋がかけられていく様子は、第4章で解説します。裁判所の違憲立法審査権や行政訴訟、第2章で説明する刑事手続や第3章で説明する民事手続は、官の世界と民の世界の全体を包摂する法的な枠組みを形成しています。医療政策の中心となる「医療法」などの法制度の変遷は、次の節で述べます。

2　医療法改正の軌跡

戦前の国民医療法

医療を行う組織と医療を行う医師が医療の土台であり、そのための法制度が必要です。

一九三八年、戦時色の強まるなかで、結核などの伝染病対策、戦争で負傷した傷痍軍人対策、国民全体の体力向上などをつかさどる「厚生省」が、内務省から分離して独立の官庁となりました。そして一九四二年、帝国議会は「国民医療法」という法律を制定しました。国民医療法一条は、「本法は国民医療の適正を期し国民体力の向上を図るをもって目的とす」としています。この内容をみると、現在の医師法や歯科医師法まで引き継がれたものがたくさんあります。

ただ、戦後の主役になる病院や診療所の組織や設備に関する規定はたいへん少なく、医療の主体は医師であり、「病院」に専門分化した医師が組織される「病院の時代」に移行する前の姿を示しています。

憲法、そして、医療法と医師法

戦争による傷病者と伝染病の流行、貧困と経済的混乱の続くなか、一九四六年一一月に日本国憲法が公布され、翌一九四七年五月三日に施行されました。

平和と民主主義、基本的人権の尊重を掲げて、日本は「福祉国家」へと歩みはじめました。医療の分野では、医療法、医師法、「保健婦助産婦看護婦法」（のちに「保健師助産師看護師法」）、薬事法などが一九四八年に制定されました。

医師法は、旧国民医療法の規定が多くの部分で引き継がれました。その後、医師免許と国家試験に関する制度が詳細に定められ、二〇〇四年に研修制度が義務化されますが、医療法と比べればそれほど大きくは改正されていません。

医療法は、当初、病院、診療所、助産所などの組織、施設、設備を規制する法律として制定されます。その後、日本経済の高度成長にともない、大学病院、公立病院の大増床期が続きます（猪飼周平「日本における医師のキャリア――医局制度における日本の医師卒後教育の構造分析」『季刊社会保障研究』三六巻二号)。医療の質を高めるために、診療報酬の改定や加算によって報酬の面から政策的誘導が行われました。

「たとえば、熊本医科大学小児科教室の医局名簿によれば、一九四三年時点において、存命中の医局員および元医局員(応召中の医局員は除く)に関して、博士号取得者の平均在局年数は五・〇年、博士号を取得しない者に到っては、二・〇年でしかなかった」(同前、猪飼論文)とされています。この状況が、第二次世界大戦後の公立病院の大増床期に大きく変わりました。医局と呼ばれるインフォーマルな組織に帰属する期間は長期化し、大学病院で最先端の医療を学びつつ教授の指示によって大病院に派遣されるという「医局人事」が広く行われるようになりました(同前、猪飼論文)。

一方、国民皆保険制度の下で、患者は医療機関を自由に選ぶこと(フリーアクセス)ができ、ひとびとが大病院の診療を受けることが容易になりました。患者の需要と医師の供給は、「病院」の場で急速に増大していき、日本の医療は病院を中心としたものに変貌していきました。

一九七三年に、田中角栄内閣は「福祉元年」を政策構想に掲げ、老人医療費無料化を実施するとともに、「一県一医大構想」により、当時医学部・医科大学がなかった一五県に医学部と附属病院を設置することとしました。

このように医療について、病院の数や病床数は確保されていきましたが、地域的な偏在や、地域内での役割分担と機能連携の不十分さが指摘されるようになりました。

超高齢社会を視野に入れた医療法改正の歩み

一九八〇年代になると、日本の高度成長期は終わりを告げ、病院の病床数の拡大を支える財源に陰りが見え始めるとともに、超高齢社会の到来が目前の課題になってきていました。そして個々の医療機関のあり方、さらに地域の医療システムのあり方を規定する医療法の改正が、個々の医師を規制する医師法よりも重要な役割を果たすようになりました。

医療法の大きな改正は、一九八五年のいわゆる第一次改正から始まりました。

どの法律でも一条は、各法律のいわば「顔」であり、全体の理念や運用の方向性を示すものですが、医療法における一条の変化は、特に重要です。医療法はもともとの一条が、一条の二、一条の三と増えていき、現在は一条の六までに増えています。

以下、一九八五年以降の第一次から第八次までの医療法改正における大きな政策の変更点と併せて、医療法一条に掲げる医療の理念や医療政策の方向性の変化をみていきます。

医療法の改正と一条の軌跡

【一九八五年　第一次医療法改正】

〔変更点、新たに加わった点〕都道府県の医療計画を創設しました。

医療は、地域ごとに偏りなく効率的に提供されることが望まれます。地域は、一次医療圏（市町村単位で診療所等の日常の診療を提供）、二次医療圏（複数の市町村で救急医療や一般的な入院医療を提供）、三次医療圏（都道府県単位で大学病院レベルの高度先進医療を提供）にわけられます。

都道府県による医療計画が、この改正で導入されました。また二次医療圏単位で必要病床数（後に基準病床数と改称）を設定し、病床数の総量規制が行われるようになりました。

【一九九二年　第二次医療法改正】

〔変更点、新たに加わった点〕特定機能病院制度、療養型病床群制度を導入しました。

大学病院本院は三次医療圏の要になる一方で、文部科学省所管の大学の附属施設として教育研究を担っています。そこで医療政策のなかで、大学病院本院とこれに準ずる病院を、高度の医療の提供、高度の医療技術の開発および高度の医療に関する研修を実施する能力等を備えた「特定機能病院」として位置づけることになりました。

他方、長期にわたり療養を必要とする患者が入る「療養型病床群」も制度化されました。第一次改正が「地域」に着目していたのに対し、第二次改正では病床の「機能」に着目した規制が行われるようになりました。

※一条の二の一項に、医療の理念を掲げました。

医療は、生命の尊重と個人の尊厳の保持を旨とし、医師、歯科医師、薬剤師、看護婦（引用者注　のち、看護師に改称）その他の医療の担い手と医療を受ける者との信頼関係に基づき、及び医療を受ける者の心身の状況に応じて行われるとともに、その内容は、単に治療のみならず、疾病の予防のための措置及びリハビリテーションを含む良質かつ適切なものでなければならない。

さらっと読み流してしまうと、当たり前のことのように思えますが、「生命の尊重と個人の尊厳」「医療の担い手と医療を受ける者との信頼関係」は、その後の医療に関する法制度の方向を示したものです。また、高齢者の生活習慣病の予防や入院後の対応を視野に入れて、治療だけでなく、予防やリハビリテーションを重視する政策を打ち出しているのです。さらに、医療提供の量を増やすだけではなく、「良質かつ適切」と質や必要性などにも言及している点が注目に値します。これらの理念は、一条の四により、医師、歯科医師、薬剤師、看護師等の医療の担い手の努力義務とされました。

このときの改正で、国民の努力、医療提供施設の機能に応じた効率的提供、さらに在宅医療の根拠となる条文が一条の二の二項に定められました。

> 医療は、国民自らの健康の保持のための努力を基礎として、病院、診療所、老人保健施設その他の医療を提供する施設（以下「医療提供施設」という。）、医療を受ける者の居宅等において、医療提供施設の機能に応じ効率的に提供されなければならない。

また、一条の二の理念を受けて、国と自治体の努力義務が一条の三に規定されました。

> 国及び地方公共団体は、前条の規定する理念に基づき、国民に対し良質かつ適切な医療を効率的に提供する体制が確保されるよう努めなければならない。

【一九九七年　第三次医療法改正】

〔変更点、新たに加わった点〕診療所へ療養型病床群制度が導入され、都道府県内の二次医療圏の医療の拠点として地域医療支援病院制度が作られました。

超高齢社会に対応していくためには、急性期の「医療」だけでなく、「療養」や「介護」に至るまでの裾野の広い医療と介護の連携が必要です。また、一次医療圏でかかりつけ医が最前線の現場を支えているなかで、「地域医療支援病院」が二次医療圏を支える急性期病院の柱になることが想定されていました。

地域医療支援病院として承認されて診療報酬上の優遇を受けるためには、急性期病院としての機能が充実しているとともに、地元のかかりつけ医から患者の紹介を受けたり、地元のかかりつけ医に戻したりする患者がどれほどの比率を占めているか（紹介率、逆紹介率）も重視されるようになりました。

※一条の四の二項に、「適切な説明」が規定されました。

医師、歯科医師、薬剤師、看護婦その他の医療の担い手は、医療を提供するに当たり、適切な説明を行い、医療を受ける者の理解を得るよう努めなければならない。

また、一条の二の二項の「老人保健施設」が「介護老人保健施設」と改められ、医療と介護の連携が明確になりました。

【二〇〇〇年　第四次医療法改正】

〔変更点、新たに加わった点〕療養病床と一般病床の区分が行われました。また医療情報提供の推進のための広告規制の緩和がなされました。そして、この年は、介護保険制度が導入された大改革の年でした。

なお医療の広告は適正なものでなければならないのですが、患者側が選択できるように広告の情報の質と量がしだいに増強される方向にあります。

同時に、医師法と歯科医師法で臨床研修が必修となり、医師については二〇〇四年から二年間の研修が、歯科医師については、二〇〇六年から一年間の研修が義務化されました。

【二〇〇六年　第五次医療法改正】

〔変更点、新たに加わった点〕医療に関する情報の患者への提供を推進するとともに、医療計画制度の見直しを行って医療機能の分化と連携を推進しました。また、医師の不足や偏在に対応するとともに、医療従事者の資質の向上を図り、医療システム全体の医療の安全の確保のためのシステムの導入を法制化しました。

第五次改正では、本書の第2章で詳しく説明する二〇〇〇年以降の医療安全への取り組みの集大成として、「医療の安全の確保」という新しい章がおかれ、すべての医療提供施設に医療安全への取り組みが義務づけられました。自治体には、医療の苦情相談窓口として医療安全支援センターが設置されることとなりました（また、同じ時期に、医師免許に関する処分者の急増に対応するための再教育研修の規定が医師法で整備されました）。

さらに医療法人は、制定当初から出資者への配当などの利益分配が医療法で禁じられていましたが、非営利性や透明性をさらに確保するための諸施策が打ち出されました。

※医療法の目的を定める一条を、次のように改正しました。

この法律は、医療を受ける者による医療に関する適切な選択を支援するために必要な事項、医療の安全を確保するために必要な事項、病院、診療所及び助産所の開設及び管理に関し必要な事項並びにこれらの施設の整備並びに医療提供施設相互間の機能の分担及び業務の連携を推進するために必要な事項を定めること等により、医療を受ける者の利益の保護及び良質かつ適切な医療を効率的に提供する体制の確保を図り、もつて国民の健康の保持に寄与することを目的とする。

また、一条の四の四項に次のような規定を追加しました。

病院又は診療所の管理者は、当該病院又は診療所を退院する患者が引き続き療養を必要とする場合には、保健医療サービス又は福祉サービスを提供する者との連携を図り、当該患者が適切な環境の下で療養を継続することができるよう配慮しなければならない。

患者の選択のための情報提供を強化する一方で、これまで進めてきた、医療提供施設の機能の分担と業務の連携、良質かつ適切な医療の効率的な提供を、一条の定める医療法の目的とするとともに、退院して医療から離れたのちは、保健医療サービスや介護サービスと連携するという規定をおきました。

【二〇一四年　第六次医療法改正】

〈変更点、新たに加わった点〉病棟ごとに「高度急性期機能」「急性期機能」「回復期機能」「慢性期機能」を医療機関が選択して報告する「病床機能報告制度」を作り、また、都道府県が「地域医療構想」を策定することとしました。さらに医療従事者を確保することを重視し、勤務環境の改善などを定めました。そのほか、医療法人の合併を盛り込み、臨床研究中核病院を新たに設置し、そして医療事故調査制度を作りました。

本書の第2章では、「医療の安全の確保」が規定された二〇〇六年の第五次医療法改正から、二〇一四年の第六次医療法改正で、医療事故調査制度が発足するまでの歩みを詳しく説明します。

また第6章でも触れますが、臨床研究についてトップランナーを形成していくために臨床研究中核病院の制度が作られ、二〇二三年四月現在、全国で一五病院が指定されています。

【二〇一五年　第七次医療法改正】

〈変更点、新たに加わった点〉地域医療連携推進法人制度を導入しました。また、医療法人制度を見直しました。

地域医療連携推進法人は、医療や介護事業（福祉サービスや保健医療サービス）を行う法人が参加して設立する一般社団法人です。医療従事者の資質向上を図るための研修、医薬品医療機器等の供給、資金調達などを含む医療連携推進業務を目的としています。医療と介護を含む地域包括ケアシステムを支えるために、多様な業務を行う複数の法人が参加して、人材、物資、資金などの面からの連携を強化するところに特徴があります。

【二〇一七年　第八次医療法改正】

〈変更点、新たに加わった点〉介護医療院を創設し、医療保険適用の病床を介護保険適用に転換しました。特定機能病院の管理と運営の体制を強化しました。また、医療機関の広告規制をインターネット上のウェブサイトにも拡大しました。

特定機能病院の「ガバナンス」について詳細な検討が行われたことを受けて、第八次医療法改正では、特定機能病院について、高難度新規医療技術を導入するときの審査・管理、未承認適応外の医薬品等の使用の審査・管理、院内での死亡症例の把握と検討などについて、医療法施行規則とあわせて安全管理体制の強化が図られました。

医薬品や医療機器の製造販売は、薬機法(旧薬事法)に基づいて、厚生労働大臣の承認を受けなければなりません。ただ、特定機能病院などの高度の医療を行う医療機関では、医師の判断で、たとえば海外ですでに承認されているが国内未承認の医薬品等の使用、承認された「効能又は効果」や「用法及び用量」などの範囲外の使用(適応外の使用)などが行われており、これらを一括して「未承認適応外」と呼んでいます。

医療法一条が示す今後の方向

医療制度全体がどういう方向に向かっているのか、大づかみにとらえるためには、医療法一条から一条の六までの規定を読むことが早道です。

高度経済成長期は、大学病院をはじめとする病院の病床と高額の医療機器が日本中に整備されていった時期でした。日本の人口構成は今よりもずっと若く、急性期の医療を中心にして医療提供施設の整備が行われていました。

超高齢社会の現在、慢性期の高齢者の医療・介護をどのように適切かつ効率的に提供していくかが課題になっており、第4章で述べる社会福祉基礎構造改革から介護保険の整備、医療と介護との役割分担と連携の強化が重要となっています。そこで、医療と介護の連携やつながりに関する制度に焦点をあてます(この本では紙幅の都合上、介護保険制度とその運用の詳細には触れていません)。

また、人生の最終段階の医療・介護について、医療における延命と苦痛緩和の技術の著しい進展が、新しい法的倫理的課題を生み出していることは、第5章で説明します。

諸外国では、医療情報の利活用が急速に進化を続けており、医療情報の患者との共有、AIや医療・健康アプリの開発によって、「賢い患者」(smart patient)の育成と医療・介護の適切な効率化、健康寿命の延伸などが図られるようになっており、このことは第7章でお話しします。

さらに、二〇二〇年から始まった新型コロナウイルス感染症のパンデミックは、これまでの医療法の改正がめざしてきた改革や医療の情報化を進化させる方向で、大きなインパクトを与えています。

第２章　医療安全と医療事故調査

１　医療事故、そして医療不信

一九九九年から激増した医療事故報道

一九九九年は、世界中で医療事故に注目が集まった年でした。アメリカ学術会議の医学研究所（ＩＯＭ：Institute of Medicine）のレポートが、アメリカ国内で医療の「エラー」による死亡者が年間四万四〇〇〇人から九万八〇〇〇人にも及ぶと公表して、世界的に話題となり、各国の医療界や医療行政が医療安全に目を向けるきっかけとなりました。

図２-１は、朝日新聞、読売新聞、毎日新聞、日本経済新聞、産経新聞、ＮＨＫなどのメディアの記事のうち「医療事故」というキーワードを含むものを日経テレコンで検索して、各年

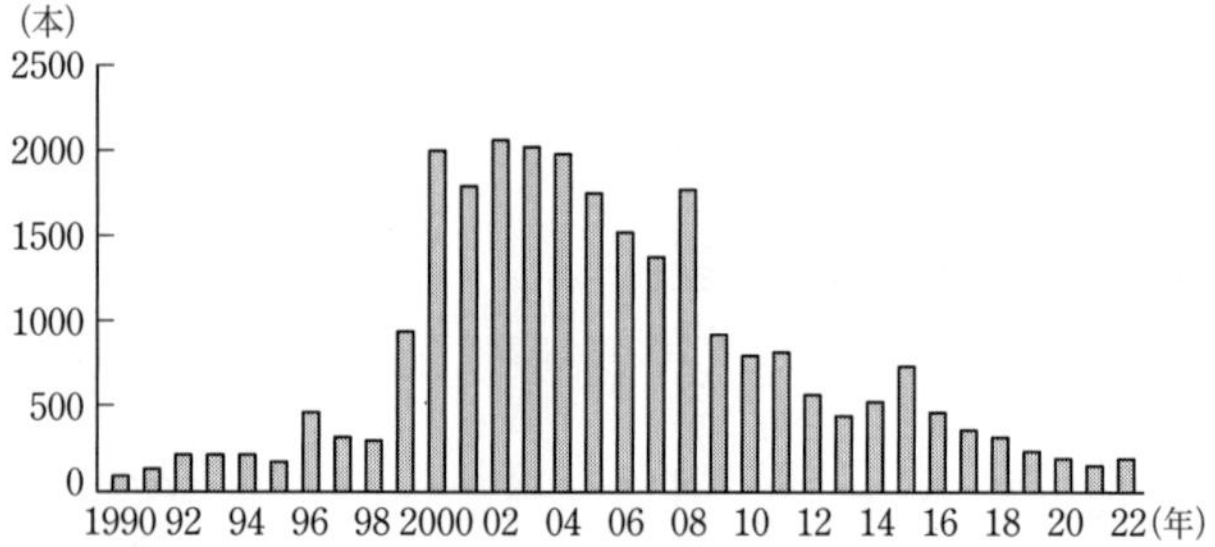

出典：朝日，毎日，読売，日経，産経，NHK のメディア 6 社の記事を日経テレコンで検索し，「医療事故」のキーワードを含む記事の本数の推移を示した．

図 2-1　主要メディアの「医療事故」の記事本数

の出稿記事の本数を一九九〇年から二〇二二年まで、年別に集計したグラフです。

一九九九年を境として、医療事故報道が激増しました。一九九〇年代を通じて、医療事故をキーワードとする主要メディアの出稿記事本数は増加傾向があるにしても、せいぜい年間五〇〇本にも至らない数でした。それが、一九九九年に突然前年の三倍以上に急増し、二〇〇〇年から二〇〇六年までの間、毎年一五〇〇本から二〇〇〇本の「医療事故」報道が行われました。

きっかけは三つの事故報道

一九九九年に、ある大学病院で患者の取り違え事故がありました。肺の手術をする患者と心臓の手術をする患者を取り違え、双方の患者にとって必要のない手術が行われました。二つの手術に関与した多数の外科医、麻酔科医、看護師らが、業務上過失致傷罪に問われて刑事捜査の対象となり、後に有罪判決を受けた者もありました。

また同年に、ある公立病院で消毒剤の誤注射事故がありました。看護師が誤って消毒剤を静脈に注射したため、患者が急死しました。後に、関与した看護師が業務上過失致死罪で処罰されるとともに、主治医と院長が医師法二一条（異状死体届出義務）違反によって刑事処罰を受けました。院長の有罪が確定したのは二〇〇四年の最高裁判決でした。

さらに同年、転倒した子どもが別の大学病院を受診し、転倒時に喉の奥に刺さった割り箸の破片が小脳にまで達していたことに気づかれないまま、翌日死亡するということがあり、刑事手続の対象となりました。二〇〇二年に主治医が業務上過失致死罪で起訴されましたが、二〇〇六年に一審で無罪判決、二〇〇八年に二審で無罪判決が出されて無罪が確定しました。

大きな事件が立て続けに起こったことが、メディアの集中報道の原因となったというとらえ方もありえます。ただ、長らく患者運動を担ってきた著名な弁護士から、「なぜ、一九九九年だったかわからない。（これらの事件のようなことは）それまでにいくらでもあった」という感想を聞いたことがあります。私も同じような印象を持っています。

医療の問題点

これらの事件だけに特殊な問題があったのではありませんし、刑事や民事の法的責任が認められたものも認められなかったものもありました。ただ、医療界全体についてみると、医療事故や合併症に関して、医療現場の側にいくつかの問題点がありました。

第一に、この当時、医療の安全管理という考えが希薄でした。高度先進医療を担う大学病院でも、患者を取り違えないというような基礎的な安全対策が他産業に比べて大きく立ち遅れていました。ルールづくりも教育訓練も十分に行われておらず、初歩的なミスが後から発覚する例が多々ありました。

第二に、事故やエラーを含めて、医療では望ましくない結果が広く常時発生していますから、患者・家族に対して、事前事後の情報共有が迅速かつ的確に行われることが必要でした。事前の詳細なインフォームド・コンセントに加えて、うまくいかなかったときの誠実で的確なコミュニケーションが求められていました。しかしそのような行動科学的な研究も教育訓練も普及しておらず、残念ながら、我流の不十分な対応、患者・家族の不信感と怒りを増幅するような対応がしばしばあったように思われます。

第三に、決定的だったのは、数多くの医療機関側からの内部告発です。病院の説明が虚偽である、虚偽のカルテ記載で重大な過誤を隠蔽しているというような内部告発文書が匿名で患者、家族、遺族に送付される事例が後を絶ちませんでした。事故に関する情報は、病院内での再発予防策に生かされることなく、義憤にかられた医療関係者が匿名の内部告発を行うことが多数ありました。ただし、内部告発がすべて正しいわけではなく、的確な事実の把握ができていないものもありました。

しかし、医療機関側の事実確認と再発予防策も、現在に比べるとはるかに不十分であり、医療不信の声が病院の内部から次々と噴きあがり、患者、家族、遺族の心を深く傷つけ、社会に不信の波が広がっていったことは、当時の状況を語る医療事故被害者の手記に繰り返し書かれています。

そして、二〇二三年の現在もなお、残念なことに、同様の事例が根絶されたわけではないのです。

「異状」を届けるということ

医師法二一条の条文で、

医師は、死体又は妊娠四月以上の死産児を検案して異状があると認めたときは、二十四時

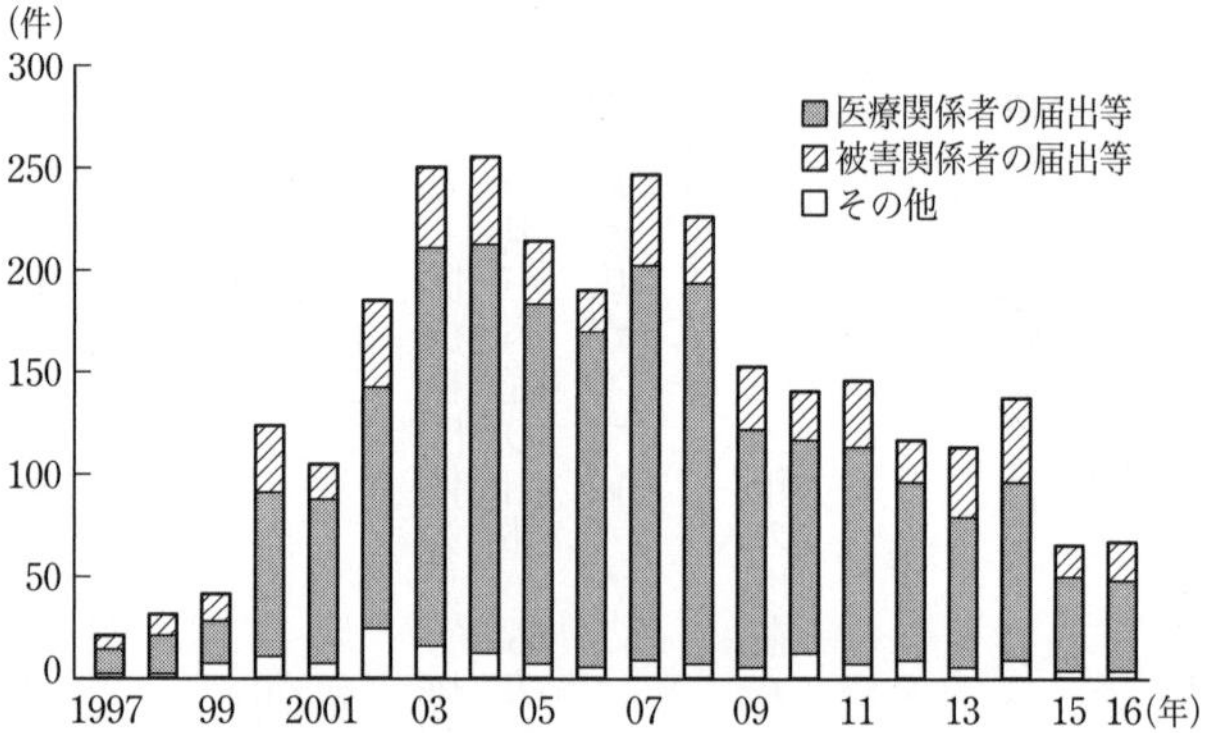

出典：1997 年から 2011 年までは，警察庁発表資料．2001 年から 2016 年までは厚生労働省・医療行為と刑事責任の研究会による「医療行為と刑事責任について(中間報告)」6 ページ．https://www.mhlw.go.jp/content/10800000/000580976.pdf

図 2–2　医療事故の警察届出件数他

間以内に所轄警察署に届け出なければならない。

と定められており、交通事故や犯罪などの疑いがあるときに「異状」があるとして警察に届け出ることは、それまでも一般的に行われていました。ただ、医療事故に関して、医療現場ではそのような考え方をすることは稀でした。

医療に関する刑事手続のあり方を示す数値が、「医療事故の警察届出件数等」という警察庁の発表資料です。図2-2は、医療関係者の届出等、被害関係者の届出等、その他の三つの分類で、警察庁などから発表された件数をグラフにしたものです。

病院などの医療機関で死亡する患者さんは、二〇一九年現在、一年間に約一〇〇万人であり、看取りの場の家庭から医療機関へのシフトは戦後から二〇〇五年ごろまで一貫して増加してきました。一方、一九九九年に医療関係者から医療事故の届出等が行われた件数は二〇件でしたから、全体から見ると、文字どおり「万にひとつ」もないような状況でした。

ところが、一九九九年に公立病院で起きた事件について、医師法二一条によって届け出なければそのことだけで刑事処罰がありうるという解釈が広く伝えられるようになり、刑事手続が開始される件数が急増しました。

二〇〇四年には、医療関係者からの医療事故の届出等が行われた件数が一九九件と一九九九年の一〇倍に増えました。被害関係者の届出等の四三件、その他の一三件との合計は二五五件と史上最多となりました。その後少し減りますが、二〇〇四年に、ある公立病院で出産時に胎盤が子宮に癒着して大出血を引き起こす「癒着胎盤」という困難な病態で産婦が死亡し、二〇〇六年に主治医の産婦人科医が逮捕され、医師法二一条の届出義務違反が逮捕事実に挙げられたことから、再度届出数が増えました。二〇〇八年になって、被告人となった医師に医師法二一条違反も含めて無罪判決が出されたことが影響してか、その後は医師法二一条関連の届出はピーク時の五分の一程度まで減少して現在に至っています。

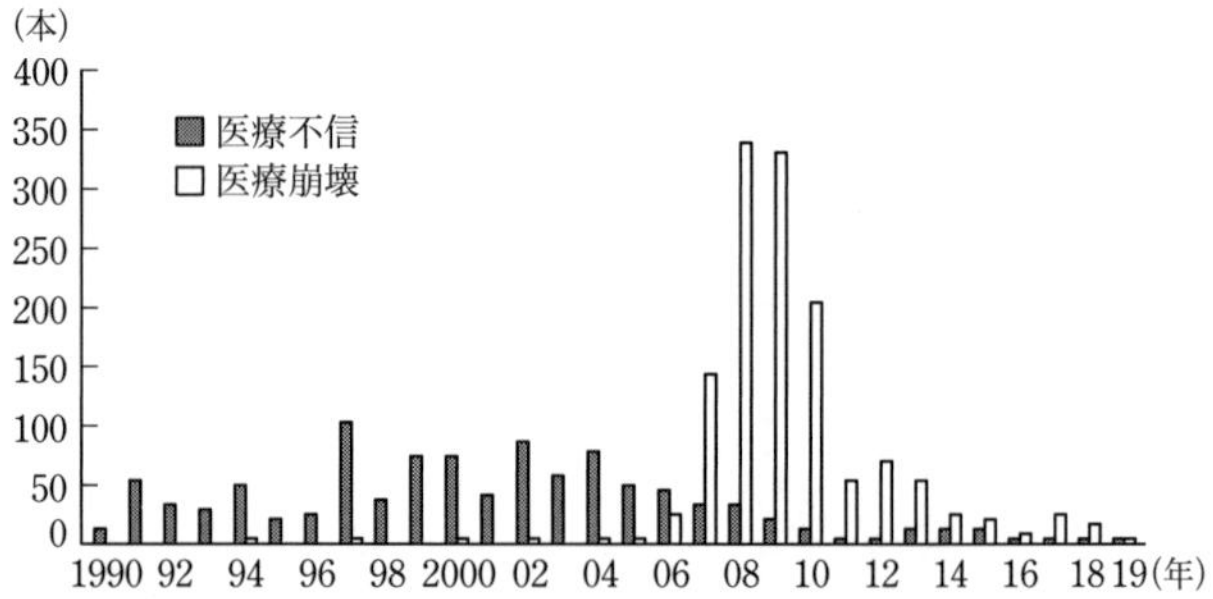

出典：朝日，毎日，読売，日経，産経，NHK のメディア 6 社の記事を日経テレコンで検索して，「医療不信」，「医療崩壊」のキーワードを含む記事の本数を年ごとに比較した.

図 2–3　医療不信と医療崩壊の記事本数

医療不信から医療崩壊へ

メディアの論調は、一九九九年から二〇〇六年ごろまでは「医療不信」一色でしたが、二〇〇六年ごろから、このままでは医療現場が持たなくなってしまうという「医療崩壊」に大きく変化しました。

図2–3は、図2–1と同様のメディア六社の出稿本数を、「医療不信」と「医療崩壊」という二つのキーワードで検索した結果です。「医療事故」の報道が激増する前から、「医療不信」をキーワードとする報道が目立ち始めていましたが、二〇〇六年を境に、「医療崩壊」をキーワードとする報道が急増しました。

二〇〇六年は、大きなできごとが三つあった年でした。前述の公立病院の事件で医師が逮捕されました。

また、医療法改正で「医療の安全の確保」という章が新設されて、すべての医療機関に医療安全対策が義務づけられた年でした。

さらに、医療の診療報酬が改定され、史上初めてマイナス三・一六％という大幅な減額改定となりました。医療の診療報酬は、西暦の偶数年に改定されます。介護保険の介護報酬は、制度が創設された二〇〇〇年を起点として、三年ごとに改定されます。そのため二〇〇六年、二〇一二年、二〇一八年、二〇二四年と、六年ごとに医療の診療報酬と介護報酬の両方を動かす大きな報酬改定が行われます。二〇〇六年は、診療報酬と介護報酬を初めて同時改定した年でした。

第4章で紹介する、介護保険創設時の社会福祉基礎構造改革の議論の中で、医療・介護の世界では、「二〇二五年問題」が注目されるようになっていました。七五歳以上の「後期高齢者」になると有病率や要介護度が急速に高まるとされています。一九四七年から一九四九年までの第一次ベビーブーム世代（一九五〇年生まれまで含めて、各年の出生数が二〇〇万人を超えている）は、「団塊の世代」とも呼ばれています。この大集団が後期高齢者となる二〇二五年には、医療・介護の需要が急速に高まることが予測されており、医療機能の強化と効率化、施設や在宅での介護の整備をそれまでに行わなければならないとされていました。

「医療崩壊」は、二〇〇六年に出版された小松秀樹氏の著書のタイトルでしたが、刑事捜査と診療報酬減額に挟まれながら、医療安全という課題を抱えた医療現場の困難を端的に示すことばとして広く使われるようになり、メディアの論調や刑事司法の動きにも影響を及ぼす転機となりました。

2　医療安全の始まり

増える医療過誤訴訟

一九七〇年代のアメリカでは、医療過誤訴訟と損害賠償支払いが増加の一途をたどりました。それとともに医師の支払う賠償責任保険料が暴騰したり、保険会社の破綻や引き受け拒否が生じたりしたことにより、賠償資金の準備と安全対策の両面から対応が考えられるようになりました。

アメリカのハーバード大学は、ハーバード・リスクマネジメント・ファウンデーションという組織を作り、大学関連の病院に対する損害賠償訴訟に対応するようになりました。事故や損害賠償の支払いの多いハーバード以外の病院といっしょに賠償責任保険に入っていると、よその病院の事故により保険料暴騰の影響を受けるので、ハーバード関連病院群だけで独立して保険会社（キャプティブ）を作ろうと考えたのです。

しかし、小さなグループで保険会社を作ると、ある年は賠償が少ないから利益が出て税金を取られ、ある年は賠償が多すぎて破綻してしまうリスクがあります。

そこで、税金を取られない地域（タックス・ヘイブン）に保険の保険として再保険会社を作ってそこに資金を集めて課税を回避するとともに、賠償がさらに多くなったときの備えのための再々保険契約を世界最大の保険シンジケートであるロンドンのロイズと結びました。一九七〇年代、病院の賠償リスクを管理するリスク・マネージャーといえば、国境を越えた金融技術の専門家である金融ブローカーのことを意味していました。

医療の品質保証（ＱＡ）

一方、医療過誤保険危機を乗り切るためには、金融技術だけでなく、医療の品質保証（ＱＡ：Quality Assurance）が必要だと考えられるようになりました。

一九九一年に、私がアメリカ海軍病院のインターンだったころ、病棟でも外来でも手術室でも、診療に一切携わらないで、ひたすら診療記録をチェックして歩いている看護師がいました。小柄で優しい感じの人でしたが、周りの医療スタッフとは壁があるようで、その人から質問を受けると、いつもは陽気な看護師や衛生兵が少し緊張して答えていました。何も知らない私が「あの人は、何の仕事をしているの？」と別の看護師に尋ねると、「ＱＡナースだ」と吐き捨てるような言い方で、それ以上は詳しく教えてもらえませんでした。

それなら何も知らない日本人インターンの特権で、本人に尋ねてみることにしました。すると、ＱＡとは医療の品質を保証する仕事であり、最も重要な日常業務がカルテのチェックであること、カルテを見れば、やるべきタイミングでやるべきことをやっていなかったらすぐわかること、患者さんの急変などが起こったときにはその前の医師の指示や看護師の観察などに問題点があるかどうか、遡ってカルテを見ていけば医療の質の評価ができ、問題点が指摘できることなどを、ＱＡナースは答えてくれました。「不注意」と「ミス」を洗い出して、厳しく指導したり処分したりするのが、ＱＡナースの仕事だったのです。

ただ、アメリカの各病院の現場での品質保証（ＱＡ）の努力にもかかわらず、不注意やミスは後を絶たず、アメリカの医療過誤の損害賠償総額は膨張を続け、訴訟件数は年間数万件、賠償総額は数兆円を超え、いずれも、日本の一〇〇倍もの規模に増大していきました。

品質改善（ＱＩ）へ

一九九一年に、アメリカのＪＣＡＨＯ（病院認証合同委員会）は、「医療への質改善（ＱＩ：Quality improvement）導入」と題する文書を公表し、それまでのＱＡ（不良品を排除する発想）からＱＩ（平均点をあげてばらつきを小さくする）への移行を提案しました。

一九九〇年代初頭は、ジャパン・アズ・ナンバーワン、日本に学べ、という時代でした。日本の産業界は第二次世界大戦後にアメリカの品質管理の専門家であるデミングの考えを取り入れて、大量生産における品質改善（ＱＩ）に成功していました。日本の産業界に注目が集まっていたこの時期に、アメリカの医療界は日本型生産管理から学ぼうとしました。

次々に出てくる不良品チェックに明け暮れる品質保証（ＱＡ）に別れを告げ、現場の報告と提案活動、統計的把握、根本原因の分析を重視する日本の品質改善（ＱＩ）の手法を取り入れることをＪＣＡＨＯは提案していました。

不注意やエラーを制御する方法

不注意やエラーが原因となって重大事故が起こることは、たくさんあります。「誰か不注意な人間を見つけて処罰したい」という犯人捜しは人の常です。ただ、ハイリスク産業が生産性を上げてエラーを減らしていくために、事故のたびに誰かを処罰するというのが本当によい方法でしょうか。

フール・プルーフとフェイル・セーフという安全学の世界でよく知られた二つの方法があります。フール・プルーフは、エラーを起こすことができなくする方法です。たとえば、電子レンジ内部のマイクロ波が出ている空間に手を入れたら大やけどをしてしまいます。だから扉を閉めないとマイクロ波が出ない、扉を開けるとマイクロ波が止まるという仕組みをあらかじめ作ってあり、間違えようがありません。

フェイル・セーフとは、失敗が起こったときに安全なほうに結果を転じていく方法です。たとえば、電車のブレーキは、ばねで機械的にかかるようになっていて、電力によってブレーキを解除する仕組みになっています。突然停電が起こると、ブレーキがかかり、暴走と追突を防ぐ仕組みをあらかじめ作ってあります。

電車では、信号を無視したり暴走したりしないように、ATS(automatic train stop)などの高度なシステムが、事故が起こるたび改善を重ねながら実装されています。

失敗から学ぶ組織文化、成功から学ぶ組織文化

不注意を道徳的に責めて処罰する組織の中では、失敗を隠蔽するという悪弊《あくへい》がはびこります。

事故は「あってはならない」という叱責を繰り返しているうちに、事故は「言ってはならない」ことになりかねません。むしろ、大事故も、小さな事故も、それから、事故を起こしそうになってヒヤリとしたりハッとしたりした経験（ヒヤリハット報告と呼ばれています）も含めて、どんどん現場の情報を集める必要があります。

情報を集めたら、個人の「不注意」の責任にして思考停止せずに、背景要因をたくさん洗い出し、根本原因（root cause）を特定して、不注意が生じても耐えられるシステムを作り、注意するポイントを特定して減少させるシステムを考えます。実際に新しいシステムを実施してみると、それでもなお事故が起こるシステムの弱点が見いだされることがあるので、また情報を集め、システムを改善していきます。こういう循環をPlan-Do-Check-Actの頭文字をとってPDCAサイクルと呼んでいます。組織の安全性は、このPDCAサイクルを回しながら、少しずつ改善していくものです。

昨今では、失敗事例だけでなく、成功事例にも目を向け、エンジンが止まった飛行機がハドソン川に緊急着陸した事例のように、大きな困難の中で大事故に至らなかった事例の復元力（レジリエンス）の要因を探求していく方法にも注目が集まっています。

誤注射事故を考える

誤注射では先に述べた、一九九九年に起こった消毒剤を静脈に注射してしまった事故があります。これ以外にも、内服薬の誤注射など、ナースステーションに置かれているさまざまな液体が静脈内に誤注射され、看護師や若い医師の「不注意」は刑事処罰や業務停止などの行政処分で裁かれてきました。

ただ、「根本原因」は医療従事者の不注意だけではありません。たくさんの背景要因の中でいつも指摘されるのが、注射器、三方活栓、作業中断の三つです。

ナースステーションにたくさん置いてあって、滅菌されていて、大きいものから小さいものまで多様なサイズがあり、液体が簡単に計量できて、看護師さんが使い慣れていて、しかも値段が安い……。そんな都合のよい器具は注射器しかありません。だから、ナースステーションにあるあらゆる液体は、注射してよいものもいけないものも、注射器で計量され運搬されます。

静脈注射をするときに、注射器に針をつけて患者さんの体に刺すのであれば、はっと気がつく機会も増えるのですが、入院中など何度も静脈注射が必要になるときには、三方活栓というコックをつけて注射針を静脈の中に留置しておきますので、注射器の先端を三方活栓につなげるだけで静脈内に注射ができてしまいます。

注射してはいけない液体だとしっかり意識して、患者さんのところに向かっても、途中で別の患者さんに呼び止められたり、別の指示を受けたり、といった作業中断が起こると一瞬の心の空白ができて「注射してはいけない液体の入った注射器」という意識が消えてしまうときがあります。

重症の患者さんには、動脈、静脈、胃、肺、尿道、腹腔内から脳の中まで、ありとあらゆるチューブが入っています。先端とコックのサイズを変えて、「間違って接続して液体を注入しようとしても、そもそも接続できない」フール・プルーフをめざして、いろいろな工夫がこらされてきましたが、医療現場では、まだまだシステムの整備が不十分なのです。

さらに、静脈注射ひとつとっても、患者さんを取り違えた、量、濃度、注入速度を間違えたなど、夥《おびただ》しいパターンの間違いがあります。

多くの病院では、大事に至らずにすんだ薬剤関連の事故が、いまもなお毎年病床数を上回る件数で発生していると言われていますが、たとえば、患者と薬剤の両方にバーコードをつけて人違いでないことを確認するような工夫が、少しずつ普及し効果を上げています。

アメリカ学術会議報告「人は誰でも間違える」

一九九九年一二月一日に、ＩＯＭは「人は誰でも間違える――より安全な医療システムの構築」(To Err is Human: Building a Safer Health System)と題する報告を発表し、医療事故の防止をめざす取り組みの強化を宣言しました。

イギリスの詩人アレクサンダー・ポープ(一六八八〜一七四四)の To Err is Human, to Forgive divine(人は過ちをおかす、許すのは神)の詩句の一部を引用してタイトルとしたアメリカ学術会議による報告は、医療安全について世界中に大きなインパクトを与えました。

同報告書は、一九九〇年代までのアメリカ医療の中においても、年間四万四〇〇〇人(別の調査では九万八〇〇〇人)もの患者が医療事故により死亡しており、アメリカ人の死因の中で交通事故よりも大きな割合を占めており、投薬ミスによる死亡者数も年間約七〇〇〇人に上るとしました。またこの報告書は、これらが直ちに過失(negligence)による医療過誤として損害賠償の対象となることを意味するものではないとしても、医療機関の努力によって減少させることのできる「エラー」(error)であり、医療における安全性確保のための取り組みは、他のハイリスク産業と比べて一〇年以上遅れているとし、すでに他のハイリスク産業に存在する「ノウハウ」(たとえばフール・プルーフやフェイル・セーフなど)を導入することでエラーを減らすことを提言しました。

「四万四〇〇〇人から九万八〇〇〇人」の根拠と批判

何万人もの「エラー」による犠牲者が出ているというアメリカ学術会議報告書の根拠は、死亡した患者のカルテを遡って調査するカルテのサンプリング調査の結果でした。

一九七二年のカリフォルニア調査では二万八六四件の死亡患者のカルテ、一九八四年のハーバード調査では三万一九五件、一九九二年のユタ・コロラド調査では一万四〇五二件、その後、オーストラリア、デンマーク、イギリス、カナダ、フランスなどで、同様の事後的に死亡患者のカルテを精査する調査が行われています。どの調査でも「エラー」が見いだされる頻度は、数%から十数%です。

日本でも、二〇〇四年に堺秀人東海大学教授を主任研究者とする厚生労働研究班が四三八九人の死亡患者のカルテを分析して、「エラー」が見いだされた頻度は六%とされていました。日本で一年間に医療機関で死亡している患者数は約一〇〇万人ですから、単純に掛け算をすると年間六万人の「エラー」による死亡者がいることになります。

ただ、その「エラー」の判断がどういう性質を持っているのかについては、よく吟味する必要があります。人は悪い結果を知った後で経過を振り返ると、「エラー」を発見して反省や批判をする傾向があります。こういう判断の偏り（バイアス）を「後知恵バイアス」と呼んでいます（スポーツの中継を聞いていると、よく結果論での批判、「ここはヒットエンドランを警戒すべきでしたね」というようなコメントが聞かれますが、これも一種の後知恵バイアスです）。

医療安全の分野で名高い心理学者のチャールズ・ビンセントは、後知恵バイアスについて、「心理学の文献に出てくる概念で、人が後からインシデント（事故）を振り返ると、あたかも『事前にすべて分っていた』かのように考えてしまう傾向」であるとし、「事例を調査する専門家たちは、関与した医師がなぜこれほど明白な帰結を予見できなかったのだろうと不思議に思うのである」（相馬孝博・藤澤由和訳『患者安全』）と述べています。

後から振り返って評価すると、たくさん批判が出てきます。それを「結果論」といいます。民事であれ、刑事であれ、裁判では結果論で人を裁くことはありません。それぞれの時点で実際に何ができたか、本当に刑事処罰や民事賠償を命じなければならないほどの「過失」であったのかを検討します。

アメリカ学術会議報告書は、エラー（error）と法的な過失（negligence）とをはっきりと区別して、振り返って考えたときに専門家自らが減少させたいと考える膨大な「エラー」を対象として安全対策を作り出すことを提唱したのです。

医療の不確実性

画像撮影機器の普及拡大と改良により、患者ごとに膨大な数の画像が撮影されるようになりました。放射線科医という画像読影の専門家が仕事量の過重負担に耐えながら読影レポートを作成していますが、各科の主治医が自分の専門以外の分野の所見を見落としたり、放射線科医の読影レポートが担当医未読のまま何年も過ぎてしまったりすることがあります。

医療は長年にわたり、専門家の牙城であり、ひとりひとりの専門的な能力が重視されてきました。その一方で、フール・プルーフやフェイル・セーフなどの安全対策、チームの連携を支えるシステムの形成が、繰り返しになりますが、他産業よりもはるかに立ち遅れています。

また医療現場で日々行われている検査や手術も他産業に比べれば、はるかにハイリスクです。たとえば膵がんや胆道がんの診断に威力を発揮するＥＲＣＰ（内視鏡的逆行性胆管膵管造影）という検査技術がありますが、〇・三％くらいに重症急性膵炎などの命にかかわる合併症を起こすことが知られています。脳外科や心臓血管外科など、かつてきわめてハイリスクとされた分野でも技術は日進月歩であり、より安全な手術が行えるようになっています。ただ、術後に重大な合併症が発生する確率が数%から一〇%を上回るものさえあります。

食べた人の数%の生命に危険が及ぶ食物や、乗客の数%が大事故に巻き込まれる交通機関は社会に存在しません。リスクがその何万分の一に縮減されて初めて市場に出されるのが一般の産業の常識です。医療は通常の商品やサービスに比べると、桁違いにリスクが高いのです。

がんなどの病気を的確に見つけられる画期的な検査方法だからこそ、毎日日本中で行われてはいるものの、実際にはきわめてハイリスクの検査が病院には数多くあります。患者の「自己決定権」を本当に重視するのであれば、ひとりひとりの患者にリスクの大きさを丁寧に説明して、理解・納得してもらう必要があります。昨今では、合併症発症率を示して同意書をとることも多くなってきています。しかし、実際に合併症が起こると、しばしば紛争や訴訟となることもあります。

ひとりでも多くの人の生命を救いたいと思いながら、医療は現在もなお、安全な技術ではなく、きわめて不安定で不確実な技術です。患者さんに合併症を引き起こしてしまった多くの医師の心の中には、二つの気持ちがあります。なぜそのような合併症が起こったのか、自ら厳しく問題点を究明して医療と医学の進歩につなげたい、その経験を生かして、より安全な医療を行いたいという気持ちと、合併症をゼロにするのは不可能であることを患者さんに理解してもらいたいという気持ちの両方なのです。

3　医療法改正

森報告書「医療安全推進総合対策」

二〇〇一年には、厚生労働省医政局総務課に「医療安全推進室」が設置されるとともに、森亘座長（日本医学会会長　当時、元東京大学総長）の下に医療安全対策検討会議が設置され、翌二〇〇二年四月には報告書として「医療安全推進総合対策〜医療事故を未然に防止するために〜」が策定されました。この森報告書の特徴は、医療事故の原因を医療者の「人格」や「不注意」に帰して非難を加えることを排し、「エラー」が実際に多数あることを前提として、医療を構成する多様なシステムの改善を試みるシステムズ・アプローチを提案したことです。

第一に、医療現場での事故報告制度の創設と拡充を提案しました。実際に患者さんが「エラー」によって死亡したり障害を負ったりする事例だけでなく、もう少しで事故になるところだったが危ういところで難を免れた、というようなヒヤリとしたりハッとしたりする事例（ヒヤリハット事例）も含めて、医療のエラーとシステムの弱点に関する情報を幅広く集めることを提唱しました。

事故が起こったから報告して処罰を受けるのではなく、事故が起こりそうだったことを報告し、改善のきっかけを作ったと評価されるようにしなければエラーの報告は集まりません。「医療事故はあってはならない」として非難する文化からNo Blame Culture（非難しない文化）に転換していく必要がありました。

第二に、ヒヤリハット報告や事故報告を収集分析する方法を提案しました。さらに各医療機関に、報告を集めて背景要因を分析し、対策を立案してマニュアルを作り、ルールやマニュアルを固定的に考えずにPDCAサイクルを回す「組織」を設置することを提案しました。医療安全管理の人材養成と研修制度の整備も提案されました。

第三に、医薬品や医療機器のリスクについて、副作用や不具合などの「物の安全」にとどまらず、医療現場の環境の中で医療者が実際に使用する際の「使用の安全」への配慮と改良を提案したところにも特徴があります。医療者の注意力を要さずに事故を防ぐフール・プルーフやフェイル・セーフへの配慮が、医薬品や医療機器に求められるようになりました。

第四に、患者と医療従事者が情報を共有し、相互信頼と協力関係の下で医療が実施されることを前提として、「患者もまた医療安全の確保に貢献することが期待される」としました。患者との情報共有と診療への患者参加という考え方の萌芽が見られます。
森報告書を踏まえて、医療安全対策は医療法施行規則の二〇〇三年改正によって、大学附属病院の本院などの特定機能病院で実施が義務づけられました。特定機能病院は医療法四条の二によって「高度の医療技術の開発及び評価」の担い手と位置づけられています。医療安全という新しいシステムを開発し評価していく実践的検証の場として、人材豊富な特定機能病院が選ばれ、社会実装のための開発と評価が進められていきました。

高久報告書「今後の医療安全対策について」

二〇〇五年には、森座長の後を引き継いだ高久史麿座長(日本医学会会長、自治医科大学学長当時)が、さらに多くの課題の検討を続け、「今後の医療安全対策について」と題する報告書(高久報告書)を取りまとめました。すでに先行して医療法施行規則により特定機能病院等での医療安全対策の実践が始まっていましたので、高久報告書は、その状況を踏まえて森報告書の内容をさらに深化・発展させ、新しい課題にも踏み込みました。医療事故の届出、医療従事者に対する行政処分と再教育、医療事故調査、裁判外紛争解決などです。
第一に、行政処分の増加により、再教育の仕組みの整備が急務となっていました。医療事故に関連する死亡事案の警察届出の急増により、医療者に対する刑事処罰が急増していました。二〇〇四年からは刑事処罰を受けた医師・歯科医師について法務省から厚生労働省への情報提供が行われるようになりました。そのため医師に対する行政処分と再教育研修を具体的に検討することが急務となっており、医師法および医師法施行規則の改正により「再教育研修」が導入されました。

第二に、医療界の側からは、医療事故の警察への届出とその後の捜査への強い危機感があり、そのため、中立的第三者機関による医療事故調査制度の提案がすでに行われており、医療関連死の届出と原因究明のためのモデル事業が全国各地で準備されつつありました。

第三に、民事医療訴訟の提訴件数が二〇〇四年には年間一一一〇件とピークを迎えており、二〇〇四年の「裁判外紛争解決手続の利用の促進に関する法律」の制定を受けて、ADR(alternative dispute resolution の頭文字で、裁判外紛争解決を意味します。第3章参照)の医療分野への拡充が提案されました。すでに実施されていた愛知県に加えて、二〇〇七年には東京の弁護士会で医療ADRの本格実施に向けた準備が始まりました。

第四に、医療事故等の補償制度についても言及しました。二〇〇九年には、多数の紛争や訴訟の原因となってきた産科で出生した児の脳性麻痺について、過失があろうがなかろうが補償を行うとする無過失補償制度（産科医療補償制度）が発足しました。

いずれの課題も、厚生労働省を含む行政だけでは解決できず、警察庁、法務省、検察庁、そして裁判所を含めた刑事手続や民事手続と深く関連しています。多くの省庁とともに検討せざるを得ない任務を、厚生労働省医政局総務課医療安全推進室（二〇二二年には医政局地域医療計画課の下に改組）が担っていきました。

二〇〇六年には、医療法に「医療の安全の確保」の章が追加され、医療事故調査制度を除く法的課題については、必要な法制度の整備が行われていました。

4　医療事故調査制度

アメリカの医療事故調査の五つの側面

筆者は、東京大学特任教授在任中の二〇一四年度にファイザーヘルスリサーチ振興財団の国際共同研究助成金を受け、米国ワシントン州のワシントン大学ハーバービュー医療センター准教授（現在、教授）の南立宏一郎氏との共同研究として、「米国における医療安全及び医師再教育制度に関する研究」を行いました。

その研究では、病院や診療所で医療事故が発生したときになされる「調査」は多様であることや、目的も法的位置づけも異なる五つの側面があることが明らかになってきました。

第一に、「病院の内部調査」が行われます。医療者自身がする内部調査の目的は、医療サービスの質の向上と医療従事者の質の確保です。また、院内の弁護士が関与して、将来の民事の損害賠償への対応をどうするかも併行して調査されていきます。

第二に、「免許制度に基づく調査」が行われます。アメリカでは、医師免許や看護師免許は各州の管轄であり、ワシントン州でも州保健局が医療事故を調査し、行政として免許保有者に対する調査、処分や再教育を行っています。

第三に、「死因究明のための調査」が行われます。ここでは、検死官(コロナー)や監察医(メディカル・エグザミナー)が「予期しない死亡」(unexpected death)全般について死因を調査します。

第四に、「民事賠償のための証拠収集」が行われます。医療者の記載した診療記録と監察医の発行する死因の記載のある死亡証明書は、もともと証拠として患者側と共有されます。それ以外の証拠共有については制限がたくさんあり、たとえば医療機関内部の議事録などが民事訴訟の証拠として提出を命じられることはありません。

第五に、「刑事捜査のための証拠収集」が行われます。といっても、アメリカでは医療事故が刑事手続の対象になることはきわめて稀です。また、州保健局が行う「免許制度に基づく調査」の過程で得られた医師の意見書や報告書などは、刑事手続の証拠としては使えません。

アメリカの医療事故調査の五つの側面は、それぞれ別々の法制度として歴史の中で長い時間をかけて形成されてきました。他方、日本では、これらの五つの側面が必ずしも区別されずに議論されていました。その後、二〇〇五年の高久報告書「今後の医療安全対策について」を起点として、医療界と行政が一〇年近くの試行と検討の果てに現在の形の医療事故調査制度に収束しています。ただ、以下に述べるとおり、日本とアメリカには、医療事故調査の前提となる、医療者の文化や法制度、社会システムに大きな違いがあります。

記録に対する姿勢の違い

私はアメリカ海軍横須賀病院に勤務中、たまたま重大な医療事故の現場に遭遇したことがありました。患者の救命措置が終わった直後から、その場に居合わせたすべての医療従事者がそれぞれカルテ用紙を持ち（まだ紙カルテの時代でした）、自分がその現場に到着してから見聞したすべてのこと、自分の思考、判断、行動と他の医療者の行動のすべてを黙々と書き続けており、病棟には誰も一言も声を発しない静寂が広がり、ボールペンの走る音だけが聞こえていました。

誰とも相談をしない、しかも、物事が起こった直後のメモに、最大の信用性が与えられることを、彼らは法律的知識としてではなく、当然の常識として知っているようでした。直後に書かれたメモの集積は、起こった事故の全体像を余すところなく描き出しました。

患者さんや家族への説明も、直後の記録が前提となります。メモが相互に矛盾を生じることも当然ありますが、主治医が全体の記録をみて合理的と考える経過を説明することになります。

救命救急のための非常招集(コード・ブルー)がかかると、先着した医師がリーダーとなり、次にレコーダー(記録者)が指名される、ということが、救命救急の際のプロトコル(診療の手順書)にも当時から明示されていました。近ごろは日本の病院でも記録者がはっきりと指名されている事例によく出会うようになりました。

また、手術記録のようなものは、手術直後に手術着も脱がないうちから、麻酔記録や補助者の看護師の記録を見ながら、執刀医がディクテーター(録音機)のマイクを手にして口述筆記のための録音を開始するのが、三〇年以上も前のアメリカ医療の日常的な姿でした。

内部討議の自由の保障

医療者集団内部での同僚評価(peer review　ピア・レビュー)が重要であることは、日本でもアメリカでも同様です。同僚評価の結果として、研修を求められたり手術などができなくなったりすることもあります。そういう意味で、病院での同僚評価は厳しく行われますが、それは懲罰ではありません。

ただ、アメリカでは、同僚評価の根拠となる内部討議の議事録等は、患者側には開示されませんし、民事手続や刑事手続の裁判手続で証拠として使うことはできません。いずれについても関与した者に証言拒絶権も与えられています。普通ならば公文書開示の対象となるような場合も開示が行われません。

日本でも、一九九九年一一月一二日の最高裁判所第二小法廷決定は、「団体の自由な意思形成の阻害」を理由として文書提出義務を否定しており、医療関係の内部文書の提出義務を制限する裁判所の判断も相次いで出されています。

組織の内部討議の自由を保障することが、ピア・レビューを活性化させるという考え方には一定範囲で合理性があります。同僚評価を適正に行うことこそが、その医療機関の医療の質を維持していく基盤です。賛否を含めた自由な議論と検討の結果を、患者や家族、遺族と情報共有していくことが必要だからです。

医師免許制度の違い

アメリカの医師免許制度は、世界に向けて開かれており、世界中から医師が移民として集まってくることを前提として制度設計がなされています。古くは、医師としての就労ビザを取得するためのVQE(Visa Qualifying Examination)が海外に向けて門戸を開いており、その後、一九九三年からは国内の試験制度と合体してUSMLE(United States Medical Licensing Examination)となりました。

日本の医師免許制度は、医師の需給を政策的に国内でコントロールしており、医科大学や大学医学部の設置数や定員、カリキュラムの内容まで含めて、厚生労働省と文部科学省が連携して、医療界の声を聴きながら運用されています。医師免許に関する医道審議会の審査にかかるのは、約三五万人の医師人口の中で、毎年数十人にとどまります。

これに対して、アメリカでは、州政府が患者や同僚などからの情報をもとに、機動的かつ大量に免許審査が行われています。たとえば、ワシントン州には、WMC(Washington Medical Commission)と呼ばれる免許審査機関があります。州内には約二万人の医師がいますが、免許審査をしてほしいという申立てが調査当時年間一五〇〇件もあるとのことでした。医師十数人に一人が調査の対象となっていることになります。

簡単な書類審査やカルテ調査だけで終わりになるものも、たくさんあります。処分を争って、審決(Final Order)が行われるのは年間二〇件弱にすぎず(直近ではコロナ下の影響もあってか一桁になっています)、多くは非公式処分(Informal Disposition)や、州当局と処分対象者の合意に基づく合意審決(Agreed Order)です。何らかの制裁や再教育をともなう処分は直近の二〇二一年度は八七件、二〇二二年度は七九件であったとWMCのホームページで公表されています。

監察医などによる死因調査制度

アメリカでは州ごとに多少の違いはありますが、一般に人の生死や結婚についても日本の戸籍のような一元管理はされておらず、必要に応じて出生証明書と死亡証明書が発行されます。「予期しない死亡」(unexpected death)については、郡(州の下の行政区画)の行政機関として監察医(メディカル・エグザミナー)が死因を調査し、自然死、事故、他殺、自殺、不明などに分類して、死亡証明書を発行します。監察医がいない郡では、検死官(コロナー)がその業務を担います。各郡に監察医の権限の定めがあり、その表現は多様ですが、「予期しない死亡」については、監察医による死因究明が行われ、死因が分類されて死亡証明書が発行されます。

なお、日本の監察医制度は、東京都内二三区など、きわめて限られた地域にしか置かれていません。また、「検視」は検察官の権限であり、刑事訴訟法に規定がある刑事手続です。

日本のモデル事業の発足

二〇〇一年に、日本外科学会など一三学会が「診療に関連した『異状死』について」と題する声明を出して、警察による調査ではなく、医療の専門家を中心とする調査の仕組みを提唱しました。しかし、警察への届出は二〇〇四年まで増え続けました。

医療界では、自ら専門家による調査の仕組みを模索していましたが、高久報告書を契機として、二〇〇五年に厚生労働省の「診療行為に関連した死亡の調査分析モデル事業」が日本内科学会に事務局を置いてスタートしました。

その趣旨は「医療の質と安全を高めていくためには、診療行為に関連した死亡について解剖所見に基づいた正確な死因の究明と、診療内容に関する専門的な調査分析とに基づき、診療上の問題点と死亡との因果関係とともに、同様の事例の再発を防止するための方策が専門的・学際的に検討され、広く改善が図られていくことが肝要である。そこで、医療機関から診療行為に関連した死亡の調査依頼を受け付け、臨床医、法医及び病理医を動員した解剖を実施し、更に専門医による事案調査も実施し、専門的、学際的なメンバーで因果関係及び再発防止策を総合的に検討するモデル事業を行うものである」（日本内科学会「診療行為に関連した死亡の調査分析モデル事業の標準的な流れ」二〇〇五年八月三〇日制定、二〇〇七年三月三一日改正）とされています。

臨床医は、内科系学会からも外科系学会からもトップレベルの専門医が事案ごとに集められました。医学的に死因を究明するためには、Ａｉ（autopsy imaging）などの画像診断技術が飛躍的に向上した現在でもなお解剖が重要視されていますので、死因究明にあたっては解剖を専門とする病理学や法医学の専門医が参加することになりました。

医療の評価の方法

二〇〇六年度と二〇〇七年度には、厚生労働科学研究班で医療事故調査の方法について検討され、医療の「評価」をどのように行い、どのように表現するのか、ということについて、真摯に議論されました。医療関係者だけでなく、患者側の弁護士も医療機関側の弁護士もそれぞれの立場から議論に参加し、「評価に携わる医師等のための判断基準マニュアル案」が作られ、二〇〇八年度にはマニュアル案の第２版が提案されました。

第２版では、評価の目的と方法について、次のような記述がありました。

評価の目的について、「この事業は医学専門家が中心となり、（中略）透明性と公正性をもって医療の質・安全の向上のため評価を行うものであり、医療関係者の責任追及ではない。医学専門家による評価結果報告書が、結果の良し悪しに関わらず、診療担当者と患者遺族との間の相互理解を促進し、医事紛争を抑制・解決することに役立つことが期待できる」とされました。

また、評価の方法については、「診療行為は適切だったとしても必ずしも良い結果を保障するものではなく、なかでも医療死亡事故は遡って判断すると何らかの反省点が存在することも多い。しかしここで行う医学的評価は、結果を知った上で振り返って診療行為を評価するのではなく、死亡の発生に至るまでの診療過程を時間的経過に沿って段階的に分析し、診療行為の時点の当該病院での診療体制下において、適切な診療行為であったか否かを、医学的根拠を示しつつ評価するものである」とされました。

ここでも結果から遡って後方視的に評価するのではなく、診療経過を時間的経過に沿って段階的に分析するという前方視的な方法が強調されました。医療事故調査をいかにして結果論や「後知恵バイアス」から解放するか、医療の経過を患者の遺族と医療機関が共有することで、いかに相互理解を進めるか。これらの問題意識は、その後の医療事故調査制度に引き継がれていきます。

日本医療安全調査機構の発足

二〇一〇年に、モデル事業や厚生労働科学研究班の成果をもとにして、一般社団法人日本医療安全調査機構が設立されました。法人の目的は、「診療行為に関連した死因の調査分析を行うこと」等とされました。発足時の代表理事には高久史麿日本医学会会長が就任し、理事には、日本内科学会理事長、日本外科学会理事長、日本病理学会理事長、日本法医学会理事長が顔をそろえました。

このころには、モデル事業には一〇〇例を超える調査の実績があり、しかも、個別の調査には、日ごろ患者側で仕事をしている弁護士も医療機関側で仕事をしている弁護士も、ともに参加していました。モデル事業の発足当初の厳しい世論の状況から、中立性・第三者性を保障するためには患者側・医療機関側の双方の立場で経験を積んでいる法律家の参加が必要とされたのです。その後、多数の経験と調査報告書の実例が積み重ねられ、マニュアル案などができていくにつれて、評価の中心は、医療関連の学会などから推薦を受けた臨床医が担うことになっていきました。

医療事故調査制度創設までの議論（1）検視との関係など

航空機や鉄道などの事故の調査については、公的な事故調査を行う委員会として、かつて航空・鉄道事故調査委員会がおかれていましたが、二〇〇八年の法改正で、運輸安全委員会という、人事面でも運営面でも、より独立性の高い組織に改組されていました。

医療事故調査を担う組織については、国の組織なのか、厚生労働省の行政の一部とするのか、もっと独立性の高い組織にすべきなのか、あるいは逆に民間の組織がよいのか、ということが議論されていました。国の機関まで作るのであれば、当然、医療法の枠内には収まらない可能性があるので、法改正や新しい立法が必要です。

当初は、医師法二一条による警察届出から医療関連死を除外する方向で議論が進められていましたが、刑事訴訟法や「死体解剖保存法」の規定から、検察官の「検視」の権限とそれに由来する警察の「検視官」の制度を動かすことはきわめて困難でした。

また、厚生労働省の所管ないし外局として、また「官」の組織として医療事故調査委員会を置くとしたら、刑事訴訟法の「検視」の制度を根幹にもち、医療過誤を刑法の業務上過失致死傷罪の処罰の対象としてきた日本の法制度の根幹を変えない限り、法務・検察・警察への情報提供と連携を完全に切断してしまうことは困難との雰囲気が、しだいに広がりました。

医療事故調査制度創設までの議論(2)無過失補償制度との関係など

さらに、二〇〇九年から本格実施されていた産科医療補償制度は、医療内容を調査するとともに無過失補償制度として補償も行う制度でした。これを産科からさらに全科に拡大して、フランスのような無過失補償制度を創設し、医療事故に関連する損失補償を社会保障の枠の中に移すべきだという意見もありました。

産科医療補償制度は、その後減額したとはいえ、発足当初は年間三〇〇億円の予算となり、年間約一〇〇万人(当時)の出産に対して三万円ずつの保険料を実質的には公費で負担し、脳性麻痺児ひとりあたり総額三〇〇〇万円の補償を年間数百人に行って運営するという仕組みでした。この制度の発足は、安心して出産ができる環境を整えるための少子化対策という政策課題があったからこそできたことです。

民事医療紛争全体が、訴訟前の交渉もADRも訴訟も含めて年間総額数百億円程度で解決されている日本の実情を考えると、無過失補償制度については、目的、補償の範囲や額と予算規模、財源の確保、紛争に与える効果などを含めた総合的かつ実証的な検討に基づいて柔軟に制度設計を検討することが必要です。

全科に無過失補償制度を拡大したときの調査と補償の総費用は、補償を賠償に代替できるほど手厚くすれば、新しい社会保障制度をひとつ創設するほどのコストがかかることになりますが、当時の議論の中では、健康保険や介護保険を含めた社会保障制度全体の中での位置づけや制度設計も見えてきませんでした。

第六次医療法改正と医療事故調査制度

二〇一四年の第六次医療法改正で、医療事故調査制度が創設されました。国が調査委員会を運営するのではなく、医療機関の自主的な調査を促進し支援する仕組みがつくられ、多数の医療団体が支援団体として名乗りをあげました。「予期しない死亡」については、民間の一般社団法人である日本医療安全調査機構への報告が制度化されました。

医師法二一条の法制度そのものに変更はないものの、このころになると警察・検察の刑事司法の運用はきわめて慎重かつ謙抑的なものになっていました。

法制度は、生き物であり、時代の子です。医療事故調査制度は、嵐の時代を経験した医療界が自らを省みて再発防止策を考える場として制度化されました。国や公的機関が調査や処分を行うのでなく、各医療機関が自ら調査し、それを補充するものとして、医療事故調査・支援センター（医療法六条の一五）が支援を行うことになりました。

医療法六条の一五は次のように定めています。

厚生労働大臣は、医療事故調査を行うこと及び医療事故が発生した病院等の管理者が行う医療事故調査への支援を行うことにより医療の安全の確保に資することを目的とする一般社団法人又は一般財団法人であつて、次条に規定する業務を適切かつ確実に行うことができると認められるものを、その申請により、医療事故調査・支援センターとして指定することができる。

この指定を受けたのは、モデル事業以来の継続的な経験をもつ、前述の日本医療安全調査機構でした。各医療機関の事故調査を支援しながら、多数の事故調査報告を分類整理して検討し、再発防止のための提言をまとめて公表するという大切な役割を務めています。

医療事故調査制度の対象となるのは、「すべての病院、診療所（歯科を含む。）又は助産所に勤務する医療従事者が提供した医療に起因する（又は起因すると疑われる）死亡又は死産」であって、「医療機関の管理者が当該死亡又は死産を予期しなかったもの」とされました。

英米法圏の監察医の権限を示す「予期しない死亡」（unexpected death）は、誰が予期しないかについて限定がありません。だからその範囲は、誰かにとって予期しない死亡を包含するので、その辺縁が発散拡張していきます。それと比較すると、医療機関の管理者(院長)が「予期しない死亡」かどうかを、当事者や院内の医療安全委員会の意見を聴きながら自ら判断していくのであれば、日本医療安全調査機構に報告する範囲もまた医療機関の自主的・自律的な規律のもとにあることになり、同じことばを使っていても法律的な意味は異なってきます。

このような精妙な均衡の下に創出された日本独自の医療事故調査制度は、医療機関の院内調査を中心として運用され、多数の死亡事案の集積を専門家が検討して再発防止策の「提言」をテーマごとに整理して公表する仕組みとなりました。さらに、院内調査に加えて一部で医療事故調査・支援センターによる「センター調査」が行われるようになっています。

二〇二三年三月末現在、医療事故報告は累計二六三二件、院内調査結果報告は累計二二九一件、相談件数は累計一万三七〇六件、センター調査対象件数は累計二〇七件となっています。また、医療事故の再発防止に向けた提言も第一七号まで公表されています。

第３章　医療訴訟を考える

病院での医療について疑問があったり、実際に事故があったりしたときに、患者、家族、遺族は、刑事事件については起訴の決定権がないので（第５章「検察官の起訴便宜主義」参照）、せめて自分たちで民事訴訟を起こして損害賠償を請求したいと思うことがあります。

ただ、もし、裁判を起こすとしても、どの弁護士に頼んでいいのか、どれくらいの費用と時間がかかるのか、勝訴の見通しはどれくらいあるのか、わからないことがたくさんあると思います。また、医療訴訟では、損害賠償の形はとっているものの、本当は、金銭を得たいのではなく、患者、家族、遺族が、自分たちの悔しさ、悲しさ、納得できない気持ちを聞いてほしい、という切実な願いをもっている場合も多くあります。

この二〇年余りの間、医療訴訟に関する制度は、本当に大きく変化してきましたので、この章ではそのことについて、背景とともに説明していきたいと思います。

1　損害賠償の原則

第2章では、刑事手続が医療安全に関する政策にインパクトを与えた様子を説明しました。ところで、第1章の図1-1をもう一度見直してください。刑事訴訟のひとつ内側、ひとびとの自由と幸福追求の世界の外枠のところに民事訴訟が位置づけられています。契約を破ったときや不法行為が行われたときには、民事の損害賠償訴訟が提起されます。

民事の損害賠償訴訟の目的は、懲罰でも報復でもなく、損害の公平な分担です。本章の1では、まず、損害賠償の原則について説明します。

民事の損害賠償訴訟には、もうひとつ、「政策形成訴訟」という側面があります。一九七〇年代の公害訴訟は、日本の環境政策を一変させました。本章の2では、裁判所が医療のあり方を問い、新たな政策形成を促した様子をお話しします。

過失責任主義と金銭賠償の原則

「過失」があるときに責任を負うという考え方を、「過失責任主義」といいます。「悪い結果が生じただけでは責任を負わない」というところに、この考え方の意味があります。人はしばしば、悪い結果が生じただけで、誰かに責任を取らせたいと思うものであり、そういう考え方を「結果責任」といいます。

過失責任主義は、この「結果責任」の否定の上に成り立っています。「過失」すなわち過ちによって悪い結果が生じたときに限定して賠償責任を負わせるというのが、近代法の大原則であり、人の自由を保障するという意味があると言われています。

近代になって新しい産業が興り、人の経済活動や社会活動がどんどん多様になっていくときに、「結果が悪ければ責任を取らせる」という考え方だけでは人の活動を委縮させてしまいます。不注意や義務違反の有無を重視し、不注意や義務違反がなければ、結果が悪くても責任を取らせないことがある、というのが過失責任主義です。

金銭による塡補についての疑問

日本の裁判所で認められる人身被害の損害賠償は、大きくわけると慰謝料、逸失利益《いっしつりえき》（得られたはずだったのに事故で失われた利益）、医療費や介護費用などの積極損害などの項目がありますす。なお、それまでにかかった医療費は領収書などの証拠がありますが、将来の介護費用などは、介護の必要性や余命の予測などが入ってくるので、簡単には計算できません。

自分が事故で後遺障害を負ったとき、自分の親や子を失ったときに、その精神的苦痛をどのように慰謝料として評価するか、逸失利益をどのように算出するか、さらに、どこまでの範囲の損害を事故と因果関係があると認めるのかについても、常に予測や評価の問題が残ります。

日本での人身被害の損害賠償をリードしてきたのは、交通事故です。公益財団法人日弁連交通事故相談センター東京支部が刊行している「民事交通事故訴訟損害賠償額算定基準」は、毎年の全国の裁判所の膨大な裁判例を収集・整理して、おおよその標準を示しています。

陪審員が懲罰賠償も含めて損害賠償額を決定する大きな裁量権を持っているアメリカと比較すると、日本の損害賠償制度は職業裁判官によって運用されているため、金額の揺れ幅が小さく予測可能性が高いことから、訴訟が少なく示談解決が多いのだとする意見もあります(J・マーク・ラムザイヤー『法と経済学――日本法の経済分析』)。

ただ、どのような考え方で損害を塡補《てんぽ》し、賠償の金額を定めるかについては、国ごとに大きな違いがあります。特に人身被害の損害賠償は、被害感情と金銭の隔たりが大きく、先例に従って形を整えていく「フィクション」にすぎないとする意見もしばしば聞かれます。

近代的な「過失責任主義」と「金銭賠償の原則」は、人の集団の中で生じる怒りや憎しみをともなう激しい対立と報復の思いを、「過失」ということばをキーワードとして、近代の合理主義と貨幣経済システムの中に封じ込めようとしているとみることもできます。それ故に、損害賠償訴訟の中には、合理と不合理、理屈と人情の混沌としたカオスが隠れています。

過失責任主義の困難

医療損害賠償訴訟を含む民事訴訟では「過失」があるかないかを裁判官が決めなければなりません（医療は契約なのだから、「債務不履行」の「帰責事由」であって「過失」とは異なる点があるという議論が法律の教科書にはどれにも書いてありますが、ここでは、そのような厳密な議論は省略して、過ちも不注意も債務不履行の帰責事由もひとまとめに「過失」と呼んでおきます）。

医療には、最先端の医療もあれば日常の医療もあります。全員が名医でなく、医療のレベル（裁判の世界では「医療水準」といいます）もさまざまです。

一九九五年六月九日の最高裁判所第二小法廷判決は、未熟児網膜症の治療について、一九七四年当時の医療水準を判断するにあたって次のように述べています。

新規の治療法の存在を前提にして検査・診断・治療等に当たることが診療契約に基づき医療機関に要求される医療水準であるかどうかを決するについては、当該医療機関の性格、その所在する地域の医療環境の特性等の諸般の事情を考慮すべきであり、右治療法に関する知見が当該医療機関と類似の特性を備えた医療機関に相当程度普及しており、当該医療機関において右知見を有することを期待することが相当と認められる場合には、特段の事情がない限り、右知見は当該医療機関にとっての医療水準であるというべきである。

つまり、医療機関に過失があるかないかを決める「医療水準」は、医療機関によっても時期によっても異なり、「相当程度普及」とか「期待することが相当」など、裁判官の判断に委ねられる要素が大きいということになります。

医療事件の過失認定は、ひとつひとつの事件の個別性が強く、時期により、病院により、その地域の医療環境の特性などにより変動します。ベテランの裁判官でも意見がわかれるのです。

この未熟児網膜症判決も、一般論として最高裁が説示した部分だけが「医療水準論」と呼ばれていますが、第一審(地方裁判所)の裁判官三人、第二審(高等裁判所)の裁判官三人が、それぞれ何年もかけて出した結論が後に述べるように最高裁判所の裁判官によって覆されているのですから、同じ記録を見ている裁判官の評価も揺れ動いていることがわかります。

「過失」の認定にはさまざまな困難があるため、審理が長期化し、全国の裁判所には二〇〇〇件を超えるともいわれる医療訴訟が滞留したまま二〇〇〇年代を迎えます。

過失責任主義の例外

過失責任主義が損害賠償の原則であるのですが、過失認定には困難が多くあるので、身近な事故、たとえば交通事故や火災は、この原則が特別法の規定によって、大幅に修正されています。

交通事故は、「自動車損害賠償保障法」という特別法が一九五五年に制定されており、交通事故が起こったら、ほとんどの場合に車の所有者などの加害者側の損害賠償責任が認められることになっています。また、強制保険の加入が義務づけられており、強制保険の範囲を超えて賠償責任を負う場合に備えて、「対人賠償無制限」の保険に入ることも一般的になっています。交通事故の賠償については、毎年数兆円の資金が自動車の所有者などから集められ、社会保険ではなく、民間の保険会社が紛争解決に大きな役割を果たしています。

他方、火災については、「失火ノ責任ニ関スル法律」という特別法が一八九九年に制定されており、失火をした者に対する損害賠償請求がほとんど認められないようになっています。木造家屋の多い日本で火事の火元になれば、近隣を巻き込んだ大火となることも少なくなく、火元の責任追及をしていても焼け出された人にとって実際の救済にはならないからです。むしろ、家を所有している人が、自ら火災保険に入って火災に備えることが普及していきました。これも、毎年数兆円の資金が民間の保険会社に集められています。

交通事故と火災は、加害者の責任を認めるかどうかという視点でみると正反対の制度に見えます。ただ、車を持って加害者になる可能性のある人、家をもって被害者になる可能性のある人が、車や家の購入資金の一部を、万一の損害の塡補のために少額ずつ集めておくという点が共通しています。こういう行動を、社会的なリスク分散と呼んでいます。

過失があるかないか、賠償責任があるかないかで判断に迷うよりは、「原則は賠償責任あり」か、「原則は賠償責任なし」か、どちらかに割り切ることによって、損害を塡補する資金を社会全体から大量に集めることができます。民事医療訴訟について次節で説明した後で、医療でこのような考え方がどこまで採用できるか、どのような実例が国内、国外にあるかを紹介したいと思います。

2　日本の民事医療訴訟

民事医療訴訟の件数の推移

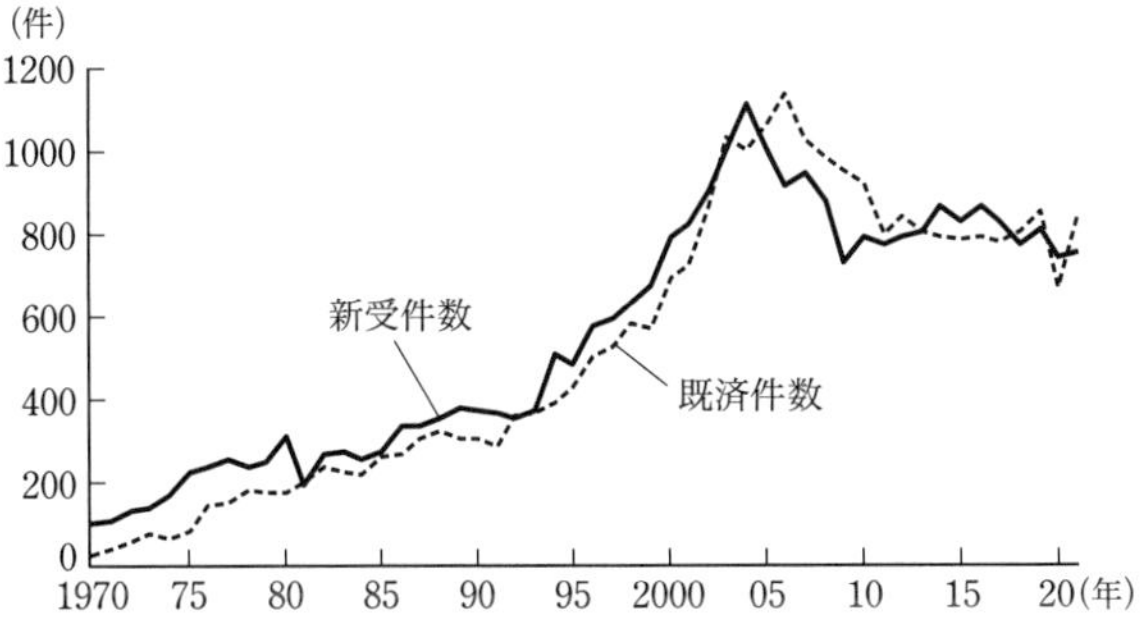

出典：最高裁判所事務総局発表資料により筆者作成.

図 3-1　民事医療訴訟　新受・既済件数

図3－1は民事医療訴訟の件数の推移です。実線は、その年に日本全国の裁判所に民事医療訴訟が提訴された件数(新受件数)であり、点線は、その年日本全国の裁判所で処理された件数(既済件数)です。一九七〇年の提訴件数は一〇二件でしたが、日本の裁判所は民事医療訴訟をほとんど処理できていませんでした。一〇年から二〇年かけて審理された事件もありました。昨今では、二〇〇三年に制定された「裁判の迅速化に関する法律」に基づき、二年を目安として裁判が迅速化されてきています。

ご覧のとおり、毎年の提訴件数はぐんぐん伸びていき、二〇〇四年のピーク時には一一一〇件となりました。刑事手続の指標となる「警察届出件数他」(第2章図2－2)のピークと同じ年です。その後、新受件数は低下し、二〇二二年は、速報値で六四五件にまで減少しています。

最高裁の二一件連続破棄判決

一般に、裁判はひとつひとつの事案ごとの事実認定の集積であり、「判例の傾向」というようなものは、イリュージョンであることもあります。特に医療訴訟では、診療経過がひとつひとつの事案で異なり、医療機関に求められる医療水準も多様ですから、裁判の結果も個別性が高いと考えられます。

それにもかかわらず、最高裁の医療訴訟への態度が大きく変化したと感じられたのは、一九九〇年代後半から、第一審（地方裁判所）と第二審（高等裁判所）で続けて医療機関側が勝訴した事件の判決を、最高裁が二一件にわたって破棄したからです。

民事訴訟では事実審理は第一審と第二審で行われ、最高裁への上告理由も、憲法違反や裁判所の構成や裁判官の関与に法律違反があるなどの重大な手続違背《いはい》に限られています。二〇二〇年の例でいうと、最高裁に上告されたのは年間一四一一件、上告理由以外の重大な理由があるとして上告受理申立てが行われたのは年間一八〇九件でしたが、破棄判決は二〇件余りで、一％台の狭き門です。

表3−1として、民事医療事件における最高裁判所の破棄差戻事例について、判決日、第一、第二、第三の三つある小法廷のいずれの判断か、どのような分野の事件かに着目してつけられ

表 3-1　民事医療事件における最高裁判所の破棄差戻事例

1995(平成 7)年 5 月 30 日	第三小法廷	新生児核黄疸事件
95(平成 7)年 6 月 9 日	第二小法廷	未熟児網膜症事件
96(平成 8)年 1 月 23 日	第三小法廷	ペルカミン S 事件
97(平成 9)年 2 月 25 日	第三小法廷	顆粒球減少症事件
99(平成 11)年 2 月 25 日	第一小法廷	肝細胞癌見落とし事件
99(平成 11)年 3 月 23 日	第三小法廷	脳神経減圧手術事件
2000(平成 12)年 9 月 7 日	第一小法廷	血管造影事件
01(平成 13)年 2 月 16 日	第二小法廷	急性虫垂炎・敗血症事件
01(平成 13)年 6 月 8 日	第二小法廷	外傷後細菌感染事件
01(平成 13)年 11 月 16 日	第二小法廷	腹部大動脈瘤事件
01(平成 13)年 11 月 27 日	第三小法廷	乳房温存療法事件
02(平成 14)年 11 月 8 日	第二小法廷	Stevens-Johnson 症候群事件
03(平成 15)年 11 月 11 日	第三小法廷	急性脳症事件
03(平成 15)年 11 月 14 日	第二小法廷	食道癌術後呼吸管理事件
04(平成 16)年 1 月 15 日	第一小法廷	スキルス胃癌見落とし事件
04(平成 16)年 9 月 7 日	第三小法廷	アナフィラキシー・ショック事件
05(平成 17)年 9 月 8 日	第一小法廷	帝王切開説明義務違反事件
06(平成 18)年 1 月 27 日	第二小法廷	MRSA 事件
06(平成 18)年 4 月 18 日	第三小法廷	バイパス術後腸管壊死事件
06(平成 18)年 10 月 27 日	第二小法廷	コイル塞栓術事件
06(平成 18)年 11 月 14 日	第三小法廷	ポリープ摘出後出血事件

出典：鈴木利廣弁護士提供資料による．そのうち，1995 年から 2006 年の最高裁判所の破棄事例を抽出した．なお，その後，2016 年までに民事医療事件について 7 件の最高裁の破棄差戻事例があるが，うち 6 件は，患者側の勝訴判決を破棄したとされる．裁判所のホームページ www.courts.go.jp で大部分の判決の全文を見ることができる．

た通称の事件名を列記します。この後、最高裁が医療側に厳しいと感じられるような状況は、明確な理由はわかりませんが終息していきました。

最高裁の裁判官は長官を含めて一五人おり、裁判官出身者、弁護士出身者、検察官出身者、行政官出身者、学者出身者がバランスよく任命されています。五人ずつが小法廷を構成しており、最高裁判所の先例を覆すような事案や法令の違憲判決を除けば、小法廷の判断が最高裁の判断となります。

すべての小法廷から満遍なく医療機関にとって厳しい判断が出されていることがわかりますので、誰か特定の裁判官や小法廷がこの傾向を牽引したということはできません。また、診療科も多岐にわたっているので、誰か特定の医療者・医学者が何らかの影響を及ぼしたと考えることもできません。

二〇〇六年までの最高裁による二一件の連続破棄判決のインパクトは本当に大きいものがありました。もちろん、ひとつひとつの事例を丁寧にみていこうとする裁判所の姿勢には変わりはありませんが、地方裁判所、高等裁判所の裁判官に対しては、医療機関側を勝訴させた判決が上告審で覆り続けている状況が、何らかの心理的な影響を及ぼさなかったとはいえません。

また、現場で裁判になる前の交渉をしている患者側の弁護士にとっては、最後まで争ったら患者側が勝訴するのではないかという期待が膨らんでいった面があり、二〇〇四年まで民事医療訴訟の件数は急速に増加していきました。

司法制度改革と医療集中部の設置

一九九八年に、民事訴訟法の七〇年ぶりの大改正が行われました。一九九九年には、内閣に「司法制度改革審議会」が設置され、二〇〇一年に、司法制度改革審議会意見書が取りまとめられ、国民の期待に応える司法制度の構築などの目的が掲げられました。先に述べたように、裁判の迅速化も重要な課題とされました。

二〇〇二年に、東京地方裁判所に医療集中部が設置されました。東京地裁は、全国の二割以上の医療訴訟が集中している最も負担の重い裁判所だったからです。二〇二三年現在では、東京地裁には医療集中部が四つあり、各部四名の裁判官（裁判長、ベテランの右陪席裁判官各一名、若い左陪席裁判官各二名）が二チームを編成し、合計八チームが医療事件（医療事故に関連する民事損害賠償請求訴訟が提起された事件）に集中的に取り組んでいます。

二〇二一年は、例年より多い年間一八一件の医療事件が東京地裁に提訴されました。ひとりの裁判長のもとに年間四五件もの新しい事件が提訴され、毎週のようにカルテや医学文献の山が届けられることになります。平均審理期間が二四か月を少し超える程度であることを考えると、前任者から引き継ぐ件数は提訴件数の二年分以上になるはずなので、各部一〇〇件弱を前任者から引き継ぎながら、毎年四〇件程度の新しい事件に向き合うことになります。

現在は、全国各地の地方裁判所に医療集中部が設置されるようになりました。裁判所の医療集中部には、選り抜きの精鋭と言ってよい裁判官が着任することが多いのですが、医療集中部に赴任してくる前に、特に医学教育を受けているわけではありません。原告被告双方の代理人弁護士から提出される膨大な資料を読んで読んで読み続けることで、医学知識を身に着けます。なお昨今では、医療界の側も、医療事件を取り扱う患者側・医療機関側の弁護士も、裁判官の研修には積極的に協力しています。

医療訴訟の審理

「過失」「因果関係」「損害」のそれぞれについて、原告と被告の間にどのような主張の食い違いがあるかを「争点」として整理していくことを、「争点整理」といいます。また当事者の主張立証を整理して裁判官が判断することを重視する考え方を「当事者主義」といいますが、当事者が主張立証する内容について、裁判所の要求するレベルがしだいに厳しくなってきました。

原告の訴状と被告の答弁書が出た段階で、争点整理が始められます。たとえば、治療の必要性を問題にしているのか、医師の説明が不十分だったことを問題にしているのか、経過観察や診療、手術などの医療行為の適切性を問題にしているのか、原告側が問題にする「過失」、すなわち不注意や注意義務違反の具体的な内容と、それに対する被告の反論が整理されていきます。

「因果関係」については、もしその過失がなかったらどれほど結果が改善したかしなかったか、他の要因の関与はどれほどあったかなかったか、などが争点になります。また、患者の現状や将来にわたる「損害」について原告と被告の意見の相違が生じることもあります。

双方の言い分を読み取って的確に裁判官が整理した「争点整理」に応えて、当事者代理人弁護士が証拠を収集し、争点についての主張と立証を積み重ねていき、質の高い、よい議論を行うことによって、しだいに真相が明らかになり、なぜ医療の適否について争いが起こっているのかが見えてきます。

民事医療訴訟における「主張立証計画」「計画審理」「争点整理」などの枠組みや考え方について、歴代の医療集中部の裁判官が研究を重ねています。またそれに応えるために、患者側の弁護士も医療機関側の弁護士もそれぞれに研鑽を積むとともに、東京では東京の三つの弁護士会（東京弁護士会、第一東京弁護士会、第二東京弁護士会）を横断して、東京三弁護士会医療関係事件検討協議会が月に一回の会合をもって、民事医療訴訟の審理のあり方、次項で述べる鑑定や専門委員制度の運用などについて、患者側と医療機関側の弁護士が同じテーブルについて協議をしています（同様の協議会は全国各地に置かれるようになっています）。

また、このような協議の場を通じて、「裁判外紛争解決手続」（裁判に至る前に、あっせん人によって和解解決を図る手続。ＡＤＲとも呼ばれます）などの整備も進められたことは後に述べます。

なお、医療訴訟についてどれほどのイノベーションが積み重ねられてきたかについて、詳細は、「東京地裁医療集中部20年を迎えて――その到達点と課題」（『判例タイムズ』一四九五号、一四九七号）をご覧ください。

専門知識の導入

民事医療訴訟を解決するために、どのような専門知識が必要でしょうか。利害関係のない医師に判断させればよいのでしょうか。裁判官が判断するためには何が必要なのでしょうか。

よりよい医療のために反省と改善をいとわない医師であったとしても、それが高額な損害賠償につながるとすると、話が違ってきます。どのような医療の改善を要するかという問いは、いくらの損害賠償を支払うべきかという問いと同じではありません。また、医学の専門家は、誰ひとりとして損害賠償の専門家ではありません。

他方、裁判官も弁護士も、「過失」「因果関係」「損害」などを認定して、損害賠償の要否や範囲を決めていくことを専門にしていますが、医学・医療の専門家ではありません。

患者側の訴訟遂行に協力している医師（いわゆる「協力医」）や医療機関の医師の意見も踏まえ、裁判官も双方の代理人もともに協議しながら、カルテと医学文献を土台としながら争点を整理して証拠を確認していくのが最初の仕事になります。

最終的な判断に至る前に、一般的な医学知識、診療録の読み方や画像の読影などに疑義があるときは医師・歯科医師などを「専門委員」と言われる裁判所の非常勤職員に任命して、説明を受けることもあります。

さらに、医師の「証人」尋問を行い、不明点を明らかにすることもあります。

鑑定という手続

それでも実際に行われた診療の医学的評価について、争いがあって歩み寄りができないときには、「鑑定」という手続に進みます。

かつては、鑑定人になってくれる専門医を探すのも容易でなく、そのために年単位の時間を空費したこともありました。昨今では、最高裁判所規則に基づいて最高裁判所の中に医事関係訴訟委員会が設置され、日本医学会などの医師らと医療事件には直接携わらない少数の法律家が構成員となっています。全国各地の裁判所や調停委員会から医事紛争事件（民事訴訟と民事調停を含む）について鑑定人の候補者の選定が最高裁判所に求められたときは、医事関係訴訟委員会が各学会の意見を聴いて鑑定人の推薦を求める仕組みもできました。

東京地裁では、東京都内にある一三の医学部・医科大学と弁護士会の患者側・医療機関側の弁護士、さらに医療集中部の裁判官で構成される一三大学ネットワークと呼ばれる協議会組織を作り、医療集中部発足当初から仕組みづくりが進められました。なお、昨今の歯科医療事件の増加を踏まえて、都内の五つの歯学部・歯科大学のネットワークが別途設置されました。

東京地裁の鑑定の特徴は、単独の鑑定人に詳細な鑑定書を求めるのではなく、一三大学から関係者の出身校を除いて三大学を選び、各校一名合計三名の鑑定人を選ぶことです。また、争点について事前に簡潔な意見の要旨を書面で提出したうえで、ラウンドテーブル法廷と呼ばれる大きな円卓の法廷に集まり、病院で医師らが行うようなカンファレンスを法廷で行います。

この「カンファレンス鑑定」と呼ばれる仕組みが、二〇年にわたって続けられてきました。医師にとって、法的な判断に直結するような鑑定意見を文章で書くことは大きな負担で、数か月以上、場合によって年単位の時間がかかることも稀ではありません。ただ、裁判官の質問に答えながら、三人が法廷でカンファレンスを行うのであれば、医師の負担は軽減されます。

なお、東京地裁に提訴される医療訴訟のうち、カンファレンス鑑定まで進むのは全体の数％程度です。大部分の事件は、それ以前に和解で終了したり、第一審として判決などが出されたりします。

和解の増加

医療訴訟の提訴件数は、二〇〇四年にピークを迎えました。ピーク前の時期は、新受件数が既済件数を上回っており、裁判所に滞留する医療事件が増加していました。ピーク後の時期は、急速に既済件数が増加しています。

ピークの前後を比較して、裁判所の判断の仕方が変わっていったことを示す統計資料が表3-2です。二〇〇〇年の既済件数は六九一件、二〇〇六年の既済件数は一一三九件であり、裁判所の既済件数は六五％も増えています。どうやって既済件数を増やしたかは、内訳を比較し

表3-2　医事関係訴訟事件の終局区分別既済件数

年＼区分	判決（認容）	判決（棄却・却下）	和解	その他	計
1997	72	121	278	56	527
98	101	131	285	65	582
99	70	160	267	72	569
2000	143	162	317	69	691
01	128	206	318	70	722
02	149	237	381	102	869
03	180	226	508	121	1,035
04	160	245	463	136	1,004
05	151	249	529	133	1,062
06	141	261	607	130	1,139

出典：最高裁判所事務総局の発表資料による．「その他」には，請求の放棄，請求の認諾，訴えの取下げを含む．

てみればわかります。患者側の勝訴（認容判決）の件数は一四三件から一四一件と微減です。医療機関側の勝訴（棄却・却下）件数は、一六二件から二六一件と六〇％余り増えています。

さらに、和解は三一七件から六〇七件と倍近くに増えています。最後のその他も六九件から一三〇件と倍近くに増えていますが、その中には、訴えの取下げなどが含まれています。

患者側の勝訴であれ、医療機関側の勝訴であれ、判決による解決の比率は二〇〇〇年では全体の四五％近くあったのに対して、二〇〇六年には全体の三五％まで低下しています。

裁判所は、患者側と医療機関側の両方の主張と証拠をよく検討しながら、判決の見通しを立てる一方で、かなり早い段階から損害賠償としてはゼロに近い事例なのか、中間的な数百万円の和解金の事例なのか、数千万円を超えるような損害賠償を行うような事例なのか、裁判官がある程度見極めをつけて、和解勧告を行うのです。

なお、和解が急増した背景には、医師賠償責任保険の保険料率についての金融庁の規制緩和が大きな要因となっていたことを付け加えておきたいと思います。

大蔵省、財務省時代を通じて、金融規制当局は、アメリカの医療過誤保険危機が日本で発生することを危惧して、医師賠償責任保険の保険料の値上げ、特に、賠償金を払った病院に対する保険料の増額（「デメリット料率」）を損害保険会社に認めていませんでした。医療訴訟のピークを前にした二〇〇三年ごろまでに、医療訴訟の数と支払額の急増のために日本の「医師賠償責任保険」は破綻の危機に瀕していましたが、このころを境にデメリット料率の導入が進みました。保険会社にとっては、裁判所で和解を拒否しなくとも、なお適正な利益を確保できるくらいの保険会計の健全化が生じました。

訴訟数も保険料総額もアメリカの一〇〇分の一程度の規模にもかかわらず、事業継続の困難を生じ始めていた日本の医師賠償責任保険は、全国の年間保険料総額が数百億円の前半から後半に動く程度の変化で、新しい均衡に到達することができました。

3　医療ＡＤＲ

裁判外紛争解決手続の利用の促進に関する法律

二〇〇四年に「裁判外紛争解決手続の利用の促進に関する法律」（ＡＤＲ法）が制定されました。民事紛争は必ずしも裁判だけが最終的な解決ではなく、当事者間の話し合いを第三者が支援する仕組みを用意することが重要と考えられるようになっていました。

ＡＤＲ法一条は、

　内外の社会経済情勢の変化に伴い、裁判外紛争解決手続（訴訟手続によらずに民事上の紛争の解決をしようとする紛争の当事者のため、公正な第三者が関与して、その解決を図る手続をいう。以下同じ。）が、第三者の専門的な知見を反映して紛争の実情に即した迅速な解決を図る手続として重要なものとなっている。

となっています。

また、同法三条は、基本理念として、

裁判外紛争解決手続は、法による紛争の解決のための手続として、紛争の当事者の自主的な紛争解決の努力を尊重しつつ、公正かつ適正に実施され、かつ、専門的な知見を反映して紛争の実情に即した迅速な解決を図るものでなければならない。

としています。

医療ＡＤＲへの取り組み

二〇〇六年ごろから、東京に三つある弁護士会の東京三弁護士会医療関係事件検討協議会で、民事の医療紛争について、患者側の弁護士と医療機関側の弁護士の双方が協力して「医療ＡＤＲ」を作ろうという機運が高まっていました。

弁護士が中立のあっせん人として紛争解決の和解あっせんをするという取り組みは、東京では第二東京弁護士会が一九九〇年代から先鞭をつけていました。また、民事の医療紛争については、愛知県弁護士会が一九九〇年代半ばから実績を上げていました。

そこで医療訴訟を数多く担当してきた患者側弁護士と医療機関側の弁護士、和解あっせんを数多く経験した弁護士が三者で連携しました。そして専門的な知見を生かし、紛争の実情に即した迅速な解決をめざして東京三弁護士会医療関係事件検討協議会は、東京、第一東京、第二東京の各弁護士会の仲裁センターと連携をとりながら、制度づくりを検討しました。

現在、東京では、年間六〇件程度のADR申立てがあり、相当数が和解によって解決されるようになっています。また、日本弁護士連合会ADRセンターに関連して、札幌、仙台、東京三弁護士会、千葉、愛知、京都、大阪、岡山、広島、愛媛、福岡の一三弁護士会一一地域で、医療ADRが設置されています。

4　無過失補償制度

フランスの選択

二〇〇二年に、フランスではONIAM(office national d'indeminisation des accidents medicaux　国立医療事故補償機構)という組織が法律に基づいて設立されました。

医療機関の収入は、税や社会保険料などの公的資金が中心であり、その中から、医療を運営する費用も賠償金も支払われています。賠償金は不適切な医療の被害を受けた人や、家族、遺族への生活保障であると考えると、それも社会保障の一環です。そうだとすると、医療も医療の賠償も、併せて政府の公的なコントロールの下に置こうという着想が出てきます。

ＯＮＩＡＭは、①公的なコントロールの下で、過失があろうがなかろうが一定の範囲で補償金を払う無過失補償制度を運用すること、②地域ごとに医療事故補償仲裁委員会（ＣＣＩ：Les commissions de conciliation et d'indemnisation des accidents médicaux）を設け、行政主導のＡＤＲのような仕組みを各地に設置すること、③患者側がＣＣＩの補償を受け入れた場合には裁判はおこせないが、ＣＣＩの補償を受け入れずに訴訟の道を選ぶこともできること、が制度の特徴です。

過失があるかないかを争うことは、患者側にとっても医師や医療関係者にとっても大きな負担となります。また、生活保障を超えるような大きな額の損害賠償は社会保障全体のバランスを崩し、医療費の増大要因になります。ＯＮＩＡＭは、社会保障の観点から被害者救済を迅速に行う補償機構を作って国家が管理するところに特徴があります。

これを実現するためには、きわめて困難な政策的調整が必要であり、果断な決断力・実行力と綿密な調整力の両方を要します。ＯＮＩＡＭの設置の中心人物であるドミニク・マルタン医師の前職は、国境なき医師団で戦場の最前線の医療に従事しており、こういう人材が中心となって、法改正から組織構築までたいへんな労力を傾注して初めてできる大仕事であっただろうと思います。

日本の無過失補償制度

被害者救済を「過失」があるときに限定する「過失責任主義」は、結果が悪くとも被害者救済がゼロになる場合もあり、過失認定をめぐって争いが生じると、「過失」の主張立証の負担が患者側にも医療機関側にも生じます。

過失があろうがなかろうが、社会保障の一環として、税金や社会保険料を投入して救済すべき事例について迅速に補償を行うために、「無過失補償制度」を政策的な課題ごとに部分的に導入していくという考え方があります。第1章の図1-1では、公助と共助の両方の性質をもつ無過失補償制度は、目的も規模も異にしながら、多様に存在しています。

たとえば、労働者が業務上の災害にあった場合には、事業主が保険料を負担する「労災保険」という制度によって、補償が行われます。ここでは過失の有無は問われません。一九九〇年代後半以降、労災保険は、脳疾患、心疾患から精神疾患、自殺などの、いわゆる「過労死」にも補償の範囲を広げました。

医療や健康被害に関連した無過失補償制度も多数存在しています。産科医療補償制度は、前章で触れました。ここでは、医薬品副作用被害救済制度を紹介します。いずれの制度についても現状はそれぞれのホームページをご覧下さい。

医薬品副作用被害救済制度

医薬品副作用被害救済制度は、医薬品医療機器総合機構（PMDA）が運営する制度です。一九八〇年に創設されました。

PMDAのホームページでは、医薬品副作用被害救済制度の詳細な説明がなされています。医薬品は、医療上必要不可欠なものとして国民の生命、健康の保持増進に大きく貢献していますが、「医薬品等は有効性と安全性のバランスの上に成り立っているものであり、副作用の予見可能性には限度があること等の医薬品等のもつ特殊性から、その使用に当たって万全の注意を払ってもなお発生する副作用を完全に防止することは、現在の科学水準をもってしても非常に困難であるとされています」「また、これらの健康被害について、民法ではその賠償責任を追及することが難しく、たとえ追及することができても多大な労力と時間を費やさなければなりません」。そこで、「医薬品副作用被害救済制度は、医薬品等を適正に使用したにもかかわらず発生した副作用による健康被害を受けた方に対して、医療費等の給付を行い、被害を受けた方の迅速な救済を図ることを目的として」創設されました。

ただ、医薬品の中でも、抗がん剤など制度の対象にならないもの（対象除外医薬品等）もあります。二〇一四年からは、再生医療等製品についても適用されることになりました。

ＰＭＤＡでは、全体の運営評議会の下に救済業務委員会を設置し、薬害被害者や被害者団体の関係者が委員となり、救済業務の適正な運営と制度の普及・啓発などに努力を続けています。

第4章　超高齢社会の介護と医療

1　社会保障を支える社会的・経済的条件

ケインズ・ベヴァリッジ型福祉国家の構想

ケインズというイギリスの有名な経済学者がいます。彼は世界大恐慌からの回復をめざすイギリスを経済理論で支え、一九三六年に『雇用・利子および貨幣の一般理論』という著書を発表しました。資本主義経済において、政府が何も介入しない自由放任政策をとっている限り失業が生じてしまうので、政府の財政出動によって有効需要(支払いのあてのない需要ではなく、実際の貨幣支出をともなう需要)を作り出し、不況と失業を解決すべきであるとしたのです。

その後、一九四二年に、経済学者のベヴァリッジの委員会が「社会保険と関連サービス」という報告書を作成しました。公的扶助（公助）と社会保険（共助）を組み合わせて、生涯にわたる最低保障を作り出していこうという考え方です。

人は皆、働いて価値を生み出し、お金を稼ぎ、消費をします。しかし失業したり、健康を損ねたりすると働けなくなり、消費もできなくなってしまいます。不況になって失業者が増えたら、国は借金をしてでも財政出動して雇用を作り出すべきだとケインズは主張しました。また、人はいったん貧しくなると、しだいに働く能力が世代を超えて損なわれ、貧困からの脱出がむずかしくなってしまうので、最低水準の生活を支え税金から支出される「公助」のセーフティネットの上に、健康保険、年金保険、雇用保険などの社会保険の「共助」の仕組みを整備して、病気、高齢、失業などにより貧しくなることを防止しようとするのが、ベヴァリッジの考え方です。

ケインズとベヴァリッジの考え方を合わせて、ケインズ・ベヴァリッジ型福祉国家と呼ぶことがあります。これは、ケインズの経済財政政策とベヴァリッジの社会保障政策を車の両輪として、経済成長をめざす政策モデルです。

第二次世界大戦後の高度経済成長

第二次世界大戦後、イギリス労働党の政策スローガン「ゆりかごから墓場まで」は、「福祉国家」を象徴することばとして広がっていきました。

日本では、一九四八年の医療法制定以降、公立・準公立病院の大増床期が続きました。そして一九六一年には国民皆保険が実施され、医療の量的拡大が続きました。

そして国民皆保険を達成したあとも、日本は社会保障制度の拡充を続けます。憲法二五条の下で、経済財政政策と社会保障政策は、お互いに支え合う車の両輪として、高度経済成長を推進していきました。

日本の高度経済成長がピークに達した一九七三年に、老人医療無料化と年金制度の強化をめざす田中角栄内閣は「福祉元年」というスローガンを掲げるに至ります。

低成長経済への対応

憲法二五条に基づく社会保障制度は、高度経済成長とともに拡大し、政府の支出が大きくなり、「大きな政府」となっていきました。ところが一九八〇年代になると、他の先進国でも経済成長の鈍化とともに財政的なバランスがとれなくなりはじめました。

まず、アメリカが財政赤字と貿易赤字という双子の赤字を抱えている中で、レーガン政権がレーガノミクスという経済政策をとりました。また、イギリスは経済停滞を打破するために、サッチャー首相がサッチャリズムと呼ばれる一連の改革を行いました。これらはいずれも、広く「新自由主義」と呼ばれています。国家による福祉・公共サービスを縮小し、個人の自立を旨とし、「小さな政府」をめざすものです。

日本でも、社会保障を拡充していく「大きな政府」をめざすか、個人の自立と自助を基本とする「小さな政府」をめざすか、という議論が広くなされるようになりました。憲法二五条の社会権の世界では、国や自治体が責任と決定権を持って、公的な財源を確保しながら社会福祉を推進していきますから「大きな政府」につながっていきます。他方、憲法一三条の自由権の世界では、基本的には、個人の自立、自己決定、自己選択、自己負担の「自由」が重視されますから、政府の役割が小さくなる「小さな政府」につながっていく側面もあります。

さらに、人口統計上、一九四七年から一九四九年のベビーブーム世代が七五歳に達する超高齢社会が目前に迫っていました。

2　超高齢社会を前にした医療と介護の改革

医療の改革

医療制度の基本となる法律である医療法は、一九四八年に制定・施行されました。その後は、高度経済成長の豊富な財源をもとにして、病院の大増床が続き、一県一医大構想で医師の養成機関である医学部・医科大学も増加しました。その後、一九八五年の第一次医療法改正で都道府県の医療計画を導入して、病床数の総量規制を行い、一九九二年の第二次改正、一九九七年の第三次改正で、病床の機能分化と地域連携が推進されました。

ここで、病床数と医師数を日米で比較してみます。二〇二一年のOECDの統計資料によると、人口一〇〇〇人あたりの医師数は、日本もアメリカも二・六人でほとんど変わりません。ところが人口一〇〇〇人あたりの病床数は、日本は一二・六床であるのに対して、アメリカは二・八床です。実に四・五倍の差があります。

アメリカの感覚では、病院は医療そのものを行うところであり、その後の生活の世話をともなう医療は、外来通院で行うということになります。

日本では長期入院する人が多くいました。一方、病院は人も施設も医療のために特化していて高コストですから、それに見合った報酬を払う必要があります。その診療報酬は、行われた医療行為ごとに「出来高払い」で払われます。

しかし病院の病床を介護の場として流用すると、医療行為の必要がないことが多く、入院に見合った診療報酬が支払われませんし、公共的な資源である病院の病床を活用できないことになってしまいます。介護してくれる人がいないので家に帰れない患者を医療の必要もないのに病院に入院させ続けることを、かつては「社会的入院」と呼んでいましたが、このようなことは、制度上、しだいに許容されなくなっていきました。

介護の改革

同じ時期に、介護についても大改革がスタートします。

一九八八年に、厚生省と労働省により「長寿・福祉社会を実現するための施策の基本的考え方と目標について」が策定され、さらに、一九八九年には、厚生省と大蔵省と自治省により「高齢者保健福祉推進一〇か年戦略」、通称「ゴールドプラン」が策定されました。施設入所サービスである特別養護老人ホームの整備とあわせて、在宅サービスとして、ホームヘルパーやデイサービス、ショートステイなどの在宅生活を前提とするサービスの整備が進められ、高齢化の加速に合わせて修正が続けられて、一九九四年に「新ゴールドプラン」、二〇〇〇年には「ゴールドプラン21」が策定されました。

二〇〇〇年の介護保険法制定以前の状況は、公助として特別養護老人ホームなどがありましたが、行政が「行政措置」として入所を認めるというものであり、国民全体としてのニーズに応えるほどの数はありませんでした。行政に頼るのでなければ自助しかなく、自力で有料老人ホームなどの民間のサービスと契約して老後の生活を支えてもらうしかないのですが、それには高額の費用がかかりますから、ある程度の資産のある人以外の利用は困難でした。

家族の介護力

このままでは、高齢者のケアの担い手は、家族にならざるを得なくなります。ただ、家族で実際のケアを担うとなると、誰かが無料で高齢者ケアを支えることになり、その分、働く機会が失われます。当時家族の介護力を支えていた多くの部分は、配偶者や「お嫁さん」、そして娘などの女性の労働によるものでした。

これは性別役割分業を前提としていて、男性が終身雇用で働いて給与を稼ぎ、妻と子どもを養い、さらに、子どもが老いた親の介護も担うということになると、高齢者の世話の現実の負担は配偶者や子どもの配偶者にかかってきます。

一九七二年に制定された勤労婦人福祉法は、一九八五年に「男女雇用機会均等法」として生まれ変わり、「女性は家庭に」というような考え方がしだいに変化していくきっかけにはなりました。しかし一九九九年の「男女共同参画社会基本法」を経てもなかなか実態は改善せず、現在もなお性別役割分業による課題がたくさん残っています。

一方、一九四七年から一九四九年に生まれ、ピーク時の一九四九年には年間約二七〇万人が出生した団塊の世代。その子の世代である団塊ジュニア世代は一九七一年から一九七四年に生まれ、ピーク時の一九七三年には年間約二一〇万人が出生しています。この後出生数は減少の一途をたどり、一九九〇年代には年間一二〇万人前後となっていました。人口のバランスだけから考えても、家で若い人が高齢者の介護を支えるというモデルは成り立ちません。なお二〇二二年の年間出生数は、厚生労働省の速報値によると七九万九七二八人と、八〇万人を切るところまで減少しました。

人口減少の中で、家族による介護が破綻することが、しだいにはっきりと目に見えるようになりました。何らかの「共助」、新たな制度として介護に関する社会保険が必要である、という認識が生まれ、また、それを実際に行うためには、介護サービスの担い手を、質・量ともに急速に充実させていく必要がありました。

3　社会福祉基礎構造改革と介護保険

社会福祉基礎構造改革とは

「介護保険法」と「成年後見制度」が施行された二〇〇〇年に、一九五一年の「社会福祉事業法」制定以来初めての社会福祉に関する大きな法改正が行われ、旧「社会福祉事業法」から「社会福祉法」へと名称が変更されました。身体障害者福祉、知的障害者福祉、児童福祉などを含む大きな法制度の改革が行われたのです。

具体的な改革の方向は、「(1)個人の自立を基本とし、その選択を尊重した制度の確立、(2)質の高い福祉サービスの拡充、(3)地域での生活を総合的に支援するための地域福祉の充実」(厚生省資料による)の三つです。

それまで行政措置だった介護・福祉サービスは契約に基づくサービス提供に移行し、介護・福祉サービスの世界は二〇〇〇年を境にして、夥しい数の契約書が渦巻く世界となりました。また、介護保険などによるサービスと介護保険外のサービスも併行して利用し、介護保険で認められている時間や回数を自費の契約で増やす「上乗せサービス」や、介護保険で認められていない内容のサービスを併行して行う「横出しサービス」も認められるようになりました。
医療では、共助が重視されますから、健康保険による診療と自由診療(全額自費による医療)は原則として同時に行うことができないという「混合診療禁止の原則」のもとにあります。これに対して、介護福祉サービスは、公助や共助に自助を組み合わせて柔軟にサービスを受けることができるようになっているのです。

社会保険としての介護保険

介護保険法一条は、次のように定めています。

この法律は、加齢に伴って生ずる心身の変化に起因する疾病等により要介護状態となり、入浴、排せつ、食事等の介護、機能訓練並びに看護及び療養上の管理その他の医療を要する者等について、これらの者が尊厳を保持し、その有する能力に応じ自立した日常生活を営むことができるよう、必要な保健医療サービス及び福祉サービスに係る給付を行うため、国民の共同連帯の理念に基づき介護保険制度を設け、その行う保険給付等に関して必要な事項を定め、もって国民の保健医療の向上及び福祉の増進を図ることを目的とする。

高齢になって介護を受ける可能性のある人が、お金を出し合って制度を運営し、介護サービスを給付する仕組みが介護保険です。二〇〇〇年に年間三兆六〇〇〇億円の保険料収入でスタートした介護保険は、二〇二二年現在、介護給付費が一二・三兆円（自治体の事務費に関する地方交付税交付金をあわせた総費用では一三・三兆円）になっています。国民医療費が二〇二一年に年間四四兆円となっていることと比較しても、相当に大きな規模になってきています。

介護保険制度を支える資金を拠出しているのは、六五歳以上の第一号被保険者が二三％、四〇歳から六四歳の第二号保険者が二七％、国が二五％、都道府県が一二・五％、市区町村が一二・五％ですので、その資金は、「公助」と「共助」であることがわかります。

サービスは、在宅サービス、施設サービス、地域密着型サービスに大別され、また、それぞれが介護そのものと介護予防サービスにわかれています。二〇〇〇年の制度創設時と二〇二一年のサービス受給者の数を比較すると、在宅サービスは九七万人から三九九万人と四倍増、施設サービスは五二万人から九六万人とほぼ倍増、その後に創設された地域密着型サービス（定期巡回・随時対応型訪問介護看護やグループホームなど市区町村が業者の指定監督を行う）の八八万人の併用などを考慮して、サービス受給者数合計は一四九万人から五〇九万人と三・四倍増とされています。公費負担も保険料負担もサービス利用時の自己負担も増え続けています。

介護保険における「措置から契約へ」

介護保険の導入前は、特別養護老人ホームの入所は「行政措置」で行われていましたが、「契約」に変わりました。サービスを利用する人は、サービス事業者との間で対等の立場で契約を締結することになりました。

契約は、必ずしも契約「書」が必要とは限りません。たとえば電車に乗るときには、改札口を通る段階で運送契約が結ばれますが、契約書は作りません。国土交通省が契約書の条文と同じような「標準約款《やっかん》」というものを定めており、それぞれの鉄道会社が標準約款と同様の約款(変更するときには役所の許可を受ける)を定めて公表しています。公共性の高いサービス(公共交通、電気、ガス、水道など)については、標準約款でルールが決められていることが多いのです。

介護保険に関する「契約」を、どれくらい「契約書」にするか、あるいは「標準約款」にするかについては議論がありましたが、自己決定、自己負担の世界が始まることをはっきりと示すために個人が署名捺印する「契約書」を重視するという方針がとられました。

介護サービスの種類は、すでにみたとおり多種多様ですが、契約書のひな形が、当初は全国社会福祉協議会や東京都などの検討会で準備されていきました。私も、それぞれの検討会の委員として原案づくりに関与しました。

社会福祉事業の根幹を定める社会福祉法の七七条では、「社会福祉事業の経営者は、福祉サービスを利用するための契約」が成立したときには、「その利用者に対し、遅滞なく」事業者の名称や主たる事務所の所在地、提供する福祉サービスの内容、代金などを記載した書面を交付しなければならないとされています。

成年後見制度の導入

たとえば認知症になって福祉サービスを受けようとするときにも、契約書が必要です。二〇〇〇年の介護保険法施行の前年に旧民法の規定を改正して、成年後見制度が導入されました。

認知症や精神障害、知的障害などで判断能力が十分でなかったりする人には、その程度に応じて、家庭裁判所が後見人、保佐人、補助人をつけて、契約の締結や財産の管理などのサポートをします。成年後見人は、「認知症、知的障害、精神障害などによって、判断する能力が欠けているのが通常の状態の方」について、「本人に代わって契約を結んだり、本人の契約を取り消したりすること」ができます。保佐人は、「一人で判断する能力が著しく不十分な方」について、「本人が一定の重要な行為をしようとすることに同意したり、本人が保佐人の同意を得ないで既にしてしまった行為を取り消したりすること」ができます。補助人は、「一人で判断する能力が不十分な方」について、あらかじめ家庭裁判所に申し立てられた「本人が望む一定のことがらについて、同意したり、取り消したり、代理すること」ができます(以上、引用は裁判所ホームページ「裁判手続　家事事件Q＆A」第11　成年後見に関する問題より)。

また、判断能力が低下する前に、いざというときに後見人になってもらう契約をあらかじめ誰かと結ぶこともできます。これを任意後見契約といいます。後見人を監督する任意後見監督人を家庭裁判所が選任したときから、その契約の効力が生じます。親族などが任意後見人になるときには、弁護士の任意後見監督人が家庭裁判所によって選任されることが多いです。

弁護士、司法書士、社会福祉士などに成年後見を頼むと、月額何万円かの費用がかかります。また、契約の締結や財産の管理のサポートはしてもらえるのですが、毎日の生活の細々とした世話はしてもらえませんし、手術が必要な際など医療についての同意は行わないという考え方が、なお一般的です。そのため、医療現場では、判断能力の低下した人の手術などの同意が誰からももらえないという困った現象が起きています。

現状で、後見人などの選任の申立てをされた件数は年間四万件程度で、成年後見制度の利用人数は二四万人程度です。知的障害や精神障害、認知症などによって契約の締結や財産の管理のサポートを必要とする人の数と比較すると、制度の利用が桁違いに少ないという状況にあります。また、社会福祉法人や弁護士法人など、法的なサポートと福祉的なサポートを合わせて法人組織が行う「法人後見」も、成年後見全体の一〇％を少し超えたところです。

二〇一六年には、「成年後見制度の利用の促進に関する法律」が制定されました。その一条には、

　認知症、知的障害その他の精神上の障害があることにより財産の管理又は日常生活等に支障がある者を社会全体で支え合うことが、高齢社会における喫緊の課題であり、かつ、共生社会の実現に資すること及び成年後見制度がこれらの者を支える重要な手段であるにもかかわらず十分に利用されていないことに鑑み、成年後見制度の利用の促進について、その基本理念を定め、国の責務等を明らかにし、及び基本方針その他の基本となる事項を定めること等により、成年後見制度の利用の促進に関する施策を総合的かつ計画的に推進することを目的とする。

と定められました。

政府には成年後見制度利用促進会議がおかれ、厚生労働省が会議の庶務を処理するとされています。市町村が、成年後見制度の利用の促進に関する施策についての基本的な計画を定めて実施する主体となり、都道府県が人材育成などの広域的な支援をすることになっています。

「親亡き後」のサポート

知的障害者を子に持つ親の間では、「親亡き後」をどうするかという課題がよく議論されています。同じ成年後見といっても、知的障害者の親亡き後は、高齢者よりもはるかに長い期間のサポートが必要です。

成年後見制度導入前に、愛知県立大学の大曽根寛先生が、フランスでの在外研究の成果として「バルドワーズ不適応者成年後見協会(大曽根訳)」(ATIVO Association Tutélaire Inadaptés Val d'Oise)を紹介されたことがありました。親たちを中心として、少人数の福祉職の事務局に法律専門家や会計専門家が協力し、広がりのあるボランティアが支える仕組みです。継続性、専門性、そして小回りの利く身上の「世話」が可能になります。利用者二〇〇人として当時紹介されていましたが、現在のATIVOホームページを見ますと、一五〇〇人にまで増えているようです。

アメリカでは、「信託」(Trust)という制度がよく活用されてきました。『レインマン』という一九八八年のアメリカ映画があり、自閉症の兄の役をダスティン・ホフマンが、健常者の弟の役をトム・クルーズが演じています。映画をみると、自分の老後や障害のある子のために、使途を事前に指示して財産を銀行等に預けておく「信託」(Trust)という制度が、アメリカでは成年後見(Custody)とあわせて重要な役割を果たしていることがわかります。

日本では、二〇〇四年に「信託業法」の規制緩和があり、信託の多様な活用の可能性が広がりました。特別障害者(税法の定める重度の障害者)である子に対して非課税で最大六〇〇〇万円を贈与して信託銀行等に管理させる特定贈与信託や、公益法人等に信託銀行等を通じて寄付をする特定寄附信託、成年後見人をさらに信託銀行等が支援する後見制度支援信託という制度も創設されました。また、家族信託といって、信託銀行を使わないで親族に直接に信託財産を委ねる方法もあります。昨今では成年後見以上に家族信託の活用が増加しているようです。

二〇二二年現在、六五歳以上の高齢者は三六〇〇万人を超えて全人口の三〇%に近づき、七五歳以上は一五%を超えて総数二〇〇〇万人に迫っています。これらの数字は少子高齢化の進行とともに増加が続きます。

六五歳以上の人口の六人に一人が認知症有病者であるという統計もありますので、潜在的に判断能力のサポートを要する人は、高齢者・障害者合わせて一〇〇〇万人にもなろうとしています。もし公費でこれをサポートしようとすれば、兆単位の財源確保が必要となります。成年後見制度をどうやって効果的かつ効率的なものにするか、どのように自助、共助、公助を組み合わせるか、消費者保護制度と福祉制度をどのように組み合わせ、どこまでを公の責任としていくのかなど、多くの新しい政策の形成と実践が必要とされています。

「意思決定支援」という考え方

法律家は、判断能力のない人は成年後見人が代わりに決めると思いがちです。このような法律家の考え方が医療・介護の世界に影響を及ぼし、判断能力がある人からインフォームド・コンセントを「取る」という考え方がこの三、四〇年ほどの間に急速に広まりました。しかし、同意があれば医療行為ができる、同意がなければできない、という二分法は、限られた条件のもとでは正しいけれど、すべてではありません。

二〇〇六年に「国連の障害者の権利に関する条約」が採択されて、「意思決定支援」という考え方が日本でも広く知られるようになりました。判断能力がないからこそ、本人の意思決定を育て支援するところに特徴があります。

日本では国内法の整備を八年かけて行いました。二〇一一年に「障害者基本法」、二〇一二年に「知的障害者福祉法」改正と「障害者総合支援法」の制定、二〇一三年に「障害者差別解消法」の制定と「障害者雇用促進法」改正が行われ、これらの法律の条文に意思決定支援の考え方を示す文言を付け加えていき、その後、二〇一四年に先の条約を批准しました。

以下は、厚生労働省の「障害福祉サービス等の提供に係る意思決定支援ガイドライン」の示す、意思決定支援の基本的原則です。

（1）本人への支援は、自己決定の尊重に基づき行うことが原則である。本人の自己決定にとって必要な情報の説明は、本人が理解できるよう工夫して行うことが重要である。また、幅広い選択肢から選ぶことが難しい場合は、選択肢を絞った中から選べるようにしたり、絵カードや具体物を手がかりに選べるようにしたりするなど、本人の意思確認ができるようなあらゆる工夫を行い、本人が安心して自信を持ち自由に意思表示できるよう支援することが必要である。

（2）職員等の価値観においては不合理と思われる決定でも、他者への権利を侵害しないのであればその選択を尊重するよう努める姿勢が求められる。

また、本人が意思決定した結果、本人に不利益が及ぶことが考えられる場合は、意思決定した結果については最大限尊重しつつも、それに対して生ずるリスクについて、どのようなことが予測できるか考え、対応について検討しておくことが必要である。（中略）また、リスク管理を強調するあまり、本人の意思決定に対して制約的になり過ぎないよう注意することが必要である。
（3）本人の自己決定や意思確認がどうしても困難な場合は、本人をよく知る関係者が集まって、本人の日常生活の場面や事業者のサービス提供場面における表情や感情、行動に関する記録などの情報に加え、これまでの生活史、人間関係等様々な情報を把握し、根拠を明確にしながら障害者の意思及び選好を推定する。本人のこれまでの生活史を家族関係も含めて理解することは、職員が本人の意思を推定するための手がかりとなる。

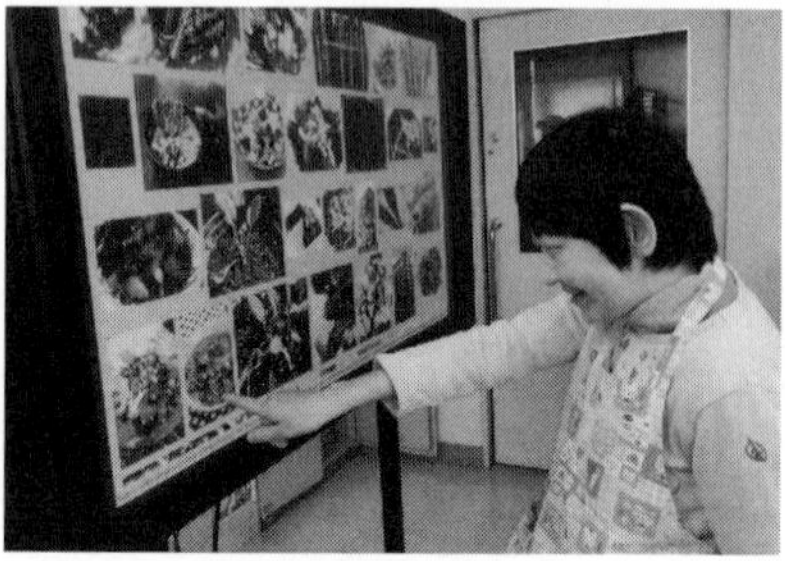

出典：社会福祉法人武蔵野の広報紙『ぷれっそ』35号(2017年)表紙写真より．

タッチパネルで食事を選ぶ

ことばで意思決定ができなくとも、絵カードや具体的な物を手がかりにするなどの工夫をすると、自分で決めることができるようになることがあります。もちろん、そのためには福祉職などによる本当に根気強い働きかけが必要です。

私が理事を務める社会福祉法人武蔵野のサービスを利用するAさんは、重度知的障害で、長らく職員が用意した食事をとり、職員が準備したレクリエーションをやってきました。しかし、本当の意思決定支援がAさんに対してできていないのでは、という問題意識が職員の中にはありました。そこで若い職員のアイディアでタッチパネルを導入し、Aさんに「えらぶ」ということや「えらぶと楽しい」ということを、それぞれAさんに伝える努力を時間をかけて行いました。そうしたところ、Aさんは自分で選ぶようになり、こんな笑顔も見られるようになりました（写真参照）。

4　医療の同意

虐待防止法の制定

二〇〇〇年に「児童虐待の防止等に関する法律」、二〇〇五年に「高齢者虐待防止法」（高齢者虐待の防止、高齢者の養護者に対する支援等に関する法律）、二〇一一年に「障害者虐待防止法」（障害者虐待の防止、障害者の養護者に対する支援等に関する法律）が制定されました。

児童虐待については、児童相談所による調査と児童の保護、親権の喪失や停止などが定められています。

高齢者虐待、障害者虐待についても虐待の実情を調査する公的機関が必要ですし、虐待を行っている養護者や施設などから被害者を保護することはたいへん重要です。

虐待の定義は共通しており、①身体的虐待、②性的虐待、③心理的虐待、④放棄・放任による虐待に加えて、高齢者・障害者については、⑤経済的虐待(養護者または親族が財産を不当に処分したり不当に財産上の利益を得たりすること)が挙げられています。

いずれも、社会的な弱者を保護すべき立場にある者によって虐待が行われています。児童については親や保護者、高齢者については養護者や施設従業者、障害者については養護者や施設従業者に加えて就労先や就学先の関係者が挙げられています。

虐待を行った養護者等を処罰するだけでは問題の解決にならないことが多く、法律の名称を見てもわかるとおり、「支援」を重視して規定が置かれています。障害者や高齢者については、市町村の虐待防止センター、都道府県の権利擁護センターなどが役割分担しながら問題解決にあたっています。

患者の「自己決定権」の二つの側面

患者には自己決定権があります。自己決定権には二つの側面があります。「自分の意思」で決めるという側面と、「自分の利益」を守るという側面です。

この二つの側面が矛盾したり、対立したりするようなことが、医療や介護ではしばしば生じます。たとえ不利益であっても自分のことは「自分の意思」で決めてよいという「自由」を重視する考え方がある一方で、本人の意思よりも利益を重要視する考え方もあり得ます。

患者の不合理な自己決定、たとえば、適切な治療を拒否するなど本人が自分に不利益をもたらすような自己決定をした場合に、それに関与する者、たとえば、医療者や介護者がどのように対処したらよいのか、日本では、現実的な法制度の整備がきわめて不十分です。

また、親権者や養護者などについては、適切な医療を受けさせないで本人に不利益をもたらす不合理な意思決定は虐待そのものですから、本人の自己決定権を本人に代わって行使する者にそのようなことは許されないはずです。その一方で、たとえば看取りの場面では、本人の生命を短縮する判断も、親権者や養護者が行うことがあります。

このように「本人の意思」と「本人の利益」の二つの要素が複雑に絡み合い、しかも迷いの中で変化していくこともあります。さらに、本人の判断力が低下したり失われたりしたとき、親権者や養護者、さらに、医療や介護に携わる者など、本人以外の者が考える「本人の意思」や「本人の利益」をどういうバランスで考慮に入れていけばよいのか、むずかしい問題がたくさん生じています。

重度障害のある子どもに緊急手術が必要なとき、親権者が手術をしないで死なせてくれといって手術に同意しないことがあると聞くことがあります。一般に児童相談所には、親権停止や親権喪失などの手続を行う権限がありますが、このようなときに親と切り離してしまう決断は簡単なことではありません。病院の倫理委員会(第三者的な立場の医療者と一般市民が倫理的問題をともに検討する委員会。第6章参照)や親・親族を含めたカウンセリングなどさまざまな手を尽くしながら、生命優先の結論にまで導いていくことには、たくさんの労力と時間がかかります。

障害者や高齢者については、医療拒否以前に、関係者が誰もいなかったり、連絡もつかなかったり、ということがしばしばあります。やっと連絡がついたと思ったら、亡くなったら知らせてほしいと言われることもあるそうです。

「同意」をとること

医療現場は、最も身近にいる親族や同居者などをキーパーソン(第5章参照)として扱って、その同意を得ようとします。医療の同意は相続とは異なりますから、戸籍をたどって推定相続人を探して皆の同意をとるというのは、非現実的です。

医療における「同意」では、医療専門家が「専門家」だけの価値判断に基づいて独断専行しないように、患者、または患者本人を親身に思っている「普通の人」(第6章の2参照)が納得してくれることが大切なのではないかと思います。

問題は、たとえば、いつも車椅子を押して病院に連れてきてくれている施設の担当者や、成年後見人しか関係者がみつからないときです。六五歳以上の高齢者の単身世帯は、すでに高齢者世帯の三五%を超えています。

車椅子を押して病院に連れてきてくれる施設の担当者でも、成年後見人でも、「普通の人」として説明を聴いていただき、特に異議なく理解してもらえたとカルテにその経過を記載しておけば、患者の権利擁護の観点からは、十分にインフォームド・コンセントと同様に取り扱ってよいことが多いと思います。しかし、それさえも得られないときには、病院の倫理委員会で承認することも考慮にいれながら、医療介護チームが判断してよいと思います。

患者さん本人の身近にいる人を中心にして、適切な同意が得られないときにどういう手順で医療や介護を行ったらよいか、医療や介護を提供する施設にとって負担の重すぎない手続を今後は法的に用意していくことが必要ではないでしょうか。

5　医療機関の「応招義務」

医師法一九条の応招義務

医師法一九条一項は、

診療に従事する医師は、診察治療の求があつた場合には、正当な事由がなければ、これを拒んではならない。

と定めています。歯科医師法にも同様の規定があります。

明治時代から同じ規定が刑事処罰付きで設けられていましたが、第二次世界大戦後の一九四八年に新たな医師法が制定されるにあたって、罰則は削除され、法的な強制力が乏しい訓示的規定となりました。

なお、かつては「応召義務」と記載されていましたが、現在は後で述べるように、手偏のある「招」の字を使って、「応招義務」と呼ばれています。

医師法の仕組み

法律を大きく二つに分類すると、公法（公《おおや》けの法）と私法（私《わたくし》の法）があります。公法は、行政権や刑罰権の根拠規定を定める、国家と国民の間のルールであり、私法は契約や損害賠償などに関する私人（個人や法人）どうしのルールです。

医療に関する公法の双璧が医師法と医療法であり、医師法は、国家（行政）が医師に免許を与える法律、医療法は国家（行政）が医療機関の開設を許可する法律です。

法律の仕組みは、まず目次を読んでみるとよくわかります。医師法は、第一章総則、第二章免許、第三章試験、第四章研修、第五章業務、第六章医師試験委員、第七章雑則、第八章罰則、という章立てになっています。ほとんどが国家試験・免許や研修に関する規定ですが、「第五章業務」と「第八章罰則」が、医師の業務を規制する重要な規定であることがわかります。

医師の業務独占

第五章の医師の業務についての規定は、一七条の業務独占「医師でなければ、医業をなしてはならない」と名称独占「医師でなければ、医師又はこれに紛らわしい名称を用いてはならない」の規定から始まります。どちらの規定にも、第八章の罰則のところで刑事処罰が定められています。

医師の業務独占と名称独占は、この刑事処罰によって守られているともいえます。なお弁護士や会計士などの資格職種も、ある程度の業務独占を認められていますが、法律業務や会計業務のうちのごく一部でしかありません。

医師の「応招」義務

国家が免許と業務独占を与えたことと引き換えに、国家が命じたときには診療を行う義務を課している、と考えると、医師法一九条の応招義務の規定がなぜその位置に置かれ、なぜ戦前は刑事罰まで科されていたのかが理解できると思います。

医師法一九条一項は、先に述べたように、「診療に従事する医師は、診察治療の求があった場合には、正当な事由がなければ、これを拒んではならない」と定めています。医療の公共性と医療倫理の観点から、「正当な事由」はたいへん狭く厳しく解釈されてきました。

一九五五年の厚生省医務課長回答では、「正当な事由」のある場合とは、「医師の不在又は病気等により事実上診療が不可能な場合に限られると解される」とし、一九七四年の医務局長通知では、「休日診療所の受診指示はよい」とされました。

医療法との矛盾の拡大

一方、病院や診療所などに関する基本法である「医療法」には、応招義務の規定はありません。現に病院は救急車の受け入れを断っていますし、診療所は二四時間開いているわけではありません。それなのに、医師個人には応招義務があり、不在のときや自分の病気のときだけ、あるいは休日診療所の紹介だけが許されているというのは、どうみても理屈にあいません。休日や夜間の医療は、医師の個人の義務で解決できる問題ではなく、地域の医療提供体制で対処すべき課題です。

また、患者さんからの暴言暴力など、信頼関係が維持できないような事例についての医療者側の不安が高まっており、今や大学病院などの大病院では、クレーマー対応のために警察ＯＢを雇用することが一般に行われるようになっています。

第1章で説明したとおり、医療法は大きく変貌しています。まず、医療法は、第二次改正で医師患者関係が「信頼関係」に基づくものであると明言するようになりました。暴言暴力や秩序違反行為などを繰り返す患者とは「信頼関係」がありませんから、病院や診療所では、信頼関係が維持できない患者を断る事例が頻発するようになりました。

また、医療機関の「機能の分担」「業務の連携」を推進し、福祉サービスその他の関連するサービスとの「有機的連携」が医療法に定められるようになりました。そうすると、他院紹介、外来通院への移行、通院終了、転院調整、退院調整、入院終了など、地域医療計画や地域包括ケアのもとにある地域の医療介護提供体制を、患者さんに納得していただく必要があります。

もちろん、ほとんどの患者さんは、医療者に対して穏やかに丁寧に接してくださり、退院調整にもきちんと応じてくださいます。たとえば、大学病院は一〇〇〇床前後の入院病床があり、毎日何千人もの外来患者さんがやってきますから、一〇〇〇人にひとりしかいないような対応が困難な患者さんや家族と、常時向き合っていることにもなります。

患者側の思い

医療法改正によって、制度上は、病院どうしの連携、病院と診療所の連携、医療と介護の連携が定められましたし、病院の側には、長期の「社会的入院」、つまり家族や本人の都合による入院を認めていると、どんどん診療報酬が下がる仕組みが整備されてきています。

その一方で、患者さんや家族の側から見れば、大病院に入院し続けたいというインセンティブがあります。また介護の長期化により家族が働かないと生活費や介護費用を払えないなどがあり、さらには単身世帯の増加で、在宅介護を支えられない家族もいます。長期療養を支える医療介護施設に入っても、おむつ代などを含む自己負担は家計に重くのしかかります。患者さん側への制度的なサポートが、ますます課題となっています。

現在、退院や転院調整などは、患者さんや家族と医療提供施設との間のトラブルの種となることも多く、説得する医師や看護師、ソーシャルワーカー、事務職などにとって、大きな負担となっています。皆が納得するような明瞭なルールが必要とされています。

医師の働き方改革

医師の働き方改革も、応招義務の見直しの大きな要因となりました。

日本では、病院と勤務医の間の法律関係は労働契約ですから、「労働基準法」の残業上限規制がかかります。ところが、当直やアルバイトを含めると、年間三〇〇〇時間を超えて長時間働いている医師がたくさんいます。医師の当直や残業代支払い、労災などに関する紛争が増えています。

そのため医師の健康を守りながら、過労にならずに働ける環境づくりが必要になっています。それと同時に、医師の業務や看護師の業務、介護との協働のあり方など、それぞれの専門職の業務（タスク）を見直して再配分する、「タスク・シフティング」や「タスク・シェアリング」

を進めていく必要があります。勤務時間や診療時間を考慮して、応招義務を緩和する必要性も生じています。

二〇一八年度の厚生労働省研究班の報告書は、応招義務が「診療の求めがあれば診療拒否をしてはならない」という医師の職業倫理として国民の期待を受け止めてきたが、医師の過重労働につながってきた側面があることを指摘しています。

令和元年医政局長通知による医師法の解釈変更

二〇一九(令和元)年一二月二五日の医政局長通知は、「現代においては、医師法制定時から医療提供体制が大きく変化していることに加え、勤務医の過重労働が問題となる中で、医師法上の応招義務の法的性質等について、改めて整理する必要性がある」。また、「現代の医療は、個々の医師のみならず医療機関を含む地域の医療提供体制全体で提供されるものという前提に立つと、医師個人のみならず、医療機関としての対応も含めた整理の必要性がある」という認識を示しました。

第一に、「患者の迷惑行為」がある場合について、応招義務を限定しました。「診療・療養等において生じた又は生じている迷惑行為の態様に照らし、診療の基礎となる信頼関係が喪失している場合には、新たな診療を行わないことが正当化される」としました。

第二に、医学的必要性の観点から応招義務を限定し、「医学的に入院の継続が必要ない場合には、通院治療等で対応すれば足りるため、退院させることは正当化される」としました。

第三に、「医療と介護の連携」の観点から応招義務を限定し、「医療機関相互の機能分化・連携を踏まえ、地域全体で患者ごとに適正な医療を提供する観点から、病状に応じて大学病院等の高度な医療機関から地域の医療機関を紹介、転院を依頼・実施すること等も原則として正当化される」との解釈を示しました。

第四に、「勤務医の働き方改革」の観点から応招義務を限定し、勤務医は、「結果として労働基準法等に違反することとなることを理由に医療機関に対して診療等の労務提供を拒否したとしても、医師法第一九条第一項及び歯科医師法第一九条第一項に規定する応招義務違反にはあたらない」とし、応招義務を労働基準法の枠の中に収めました。ただ、地域医療の維持のために、労働基準法の側を弾力的な運用とし、二〇三五年ごろまで段階的に特例を認め、現実的な対応を図るとしています。大学病院などを中心に二〇二四年春までに、最初の労働法上の体制整備が求められています。

この医政局長通知は、既存の法令との整合性を図ったものであって、新しい考え方を突然示したものではありません。ただ、医療サービスを提供する側も、タスク・シフティングやタスク・シェアリングも含めて医療提供体制をどのように変化させていくのか模索が続いています。また、医療から介護に、入院・入所から在宅に移行していく患者や高齢者にとっては、在宅を支えるマンパワーと経済的負担についての懸念があるので、地域ごとに新しい受け皿となる仕組みづくりが急がれています。

第５章　人生の最終段階の医療

１　二つの裁判例

人生の最終段階の医療・介護の議論をするときに、いつも登場する二つの判決があります。しかし後に述べるように、医療・介護現場が今直面しているのは苦痛を除去するための「生命の短縮」だけではなく、医療技術が作り出した苦痛のない長い「生命の延長」をどう考えるのかもあるのです。それを前提にしつつ、判決を紹介します。

名古屋高等裁判所昭和三七年一二月二二日判決

患者が脳溢血《のういっけつ》の後遺症で苦しんでいたので、息子が牛乳に農薬を混ぜ、事情を知らない患者の妻が飲ませた事案です。

もともと、刑法二〇二条には、「人を教唆《きょうさ》し若しくは幇助《ほうじょ》して自殺させ、又は人をその嘱託を受け若しくはその承諾を得て殺した者は、六月以上七年以下の懲役又は禁錮に処する」という処罰規定がありますので、本人に頼まれても、本人の承諾があっても、嘱託殺人罪または同意殺人罪という犯罪になることがあります。

この裁判は有罪判決でしたが、判決は、「①病者が現代医学の知識と技術からみて不治の病に冒され、しかもその死が目前に迫っていること、②病者の苦痛が甚しく、何人も真にこれを見るに忍びない程度のものなること、③もっぱら病者の死苦の緩和の目的でなされたこと、④病者の意識がなお明瞭であって意思を表明できる場合には、本人の真摯な嘱託又は承諾のあること、⑤医師の手によることを本則とし、これにより得ない場合には医師によりえないと首肯するに足る特別な事情があること、⑥その方法が倫理的にも妥当なものとして認容しうるものなること」という六つの要件を満たせば刑事処罰をしないと判示しました。

横浜地方裁判所平成七年三月二八日判決

多発性骨髄腫で意識不明の状態で入院していた患者の家族から治療の中止を要請されていた

医師が、患者に塩化カリウム二〇mlを静脈注射して死に至らしめた事案です。裁判所は、「本件で起訴の対象となっているような医師による末期患者に対する致死行為が、積極的安楽死として許容されるための要件をまとめてみると、⑴患者が耐えがたい肉体的苦痛に苦しんでいること、⑵患者は死が避けられず、その末期が迫っていること、⑶患者の肉体的苦痛を除去・緩和するために方法を尽くし他に代替手段がないこと、⑷生命の短縮を承諾する患者の明示の意思表示があること、ということになる」と判示しました。

結論として、裁判所は医師を有罪とし、執行猶予付きの懲役刑に処しました。

昨今の医療では、延命治療や疼痛制御の技術が向上しており、見るに忍びないほどの苦痛を与えることがないように「緩和ケア」が行われています。むしろ、回復の見込みがない中で、見通しの立たないほどの果てしない延命に本人や家族が直面しているような状況があるのです。このため名古屋高裁の要件は、昨今の事案の解決にはあまり役に立つとはいえません。横浜地裁の判決も、「耐えがたい肉体的苦痛」と不可避な死期の切迫を要件としていますから同様です。

また、刑法の定める嘱託殺人という犯罪は、本人の同意があってもなお犯罪になりますし、終末期では本人に明瞭な判断能力がなくなっていることが多くあります。よって、本人の「明示の意思表示」を要件とすると、現場の対応に困難をきたすことが多々あります。

誰がキーパーソンか

「家族」が本人の意思を代弁するとしても、昨今、ひとり暮らしの高齢者が急増する超高齢社会の実情を視野に入れると、本人の意思と利益を代弁してくれる人、本人の身近にいて実際の世話をしており、長い付き合いの中で本人の考えや価値観をわかってくれる人(臨床現場では、こういう人をキーパーソンと呼んでいます)と共同して医療介護チームが意思決定していけるとよいと考えます。しかし、誰がキーパーソンになるかを決める法律があるわけではありません。

第4章でふれたとおり、どのような医療を受けるのか、といったような本人の身上の問題は、法的な相続のように戸籍をたどって親族を探すのとは違いますから、法律上の推定相続人を集めて意思決定をさせればよいということにはなりません。キーパーソンは、実際の世話をしている人とは無関係に戸籍上のつながりを要するのか、また、本当にキーパーソンと医療介護チームだけでよいのか、裁判所は明確で実用的な基準を示してくれてはいません。

現場の直面している問題

医療技術の進歩は、緩和医療の発達による苦痛なき終末期、生命維持治療の発達による終わりなきとも思えるほど長い終末期を生み出しました。さらにいえば、どこからが人生の最終段階かをはっきりとわけることもできないほどの超高齢社会に、私たちは直面しています。

人は誰しも人の生命を短縮することを「殺人」として忌み恐れます。ただ、医療・介護の現場で生じているのは、生命の短縮ではなく、本人が望んでいたかどうかもわからないのに、医療技術によって生命を延長していってよいのかどうかの迷いです。

胃瘻《いろう》(胃に穴をあけて直接栄養を注入するチューブ)をつけるべきか。つけた後、いつか外してよいのか。人工呼吸器をつけるべきか、つけた後、外してよいか。医療・介護現場の悩みは尽きません。

さらに、口は食物や唾液の通り道と空気の通り道を兼ねています。また、口腔内にはいつも多量の細菌が存在しています。食物や唾液と空気を仕分ける役割をしているのが、喉頭蓋という筋肉の蓋です(唾液をのみこむときに「ごくん」と動くもの)。この老化が進んでくると、固体・液体と空気の仕分けがうまくいかなくなり、食物や唾液が細菌とともに気管のほうに流れ込んで、「誤嚥《ごえん》」が起こり、誤嚥による肺炎を繰り返す患者さんも多くなります。

食道と気道を手術で分離してしまえば(喉頭気管分離術)、誤嚥性肺炎を防ぐことができ、それだけ生物学的な延命ができます。しかし、これによって患者さんは声を出すことも話すこともできなくなってしまいます。医療技術として延命が可能でも、延命がすべてではありませんから、そこまでは望まない患者や家族が多いです。

他方、重度障害児・者では、たとえば視線キーボードなどの発声以外のコミュニケーション手段を選択したうえで、あえて喉頭気管分離術を受けることもあるのです。

このように、医療・介護の現場では、生命の延長の技術をどこまで使うか使わないか、それが生活の質にどのような影響を与えるか、本人の希望や家族の思いにどう寄り添うか、誤嚥性肺炎のリスクがあっても、大好きなゼリーをスプーンひとさじあげてもよいのではないか、など、さまざまな小さなことも人の心の奥深いところにまでつながっています。

「治療中止の是非」の問題の多様性

延命のための医療技術の進歩により、生物学的な生命を長期間にわたって延長することができるようになっています。ただ、それを本人や家族が望まない状況に医療者はしばしば直面しています。いま直面しているのは、「治療中止の是非」の問題です。医学的な方法によって生命を延長することが可能であり、苦痛も軽減できるときに、本人や家族の意思によって医療を中止し、生命を延長し続けることをやめ、治療を中止してよいか、という問題です。

しかしこの問題を考えるときには、長期にわたって人工呼吸器等の医療技術によって命を長らえている重度障害者が生きていく権利を決して否定してはならない、という前提が必要です。生まれてから一度も自力で立つことなく、医療的ケアのもとで生活して就学を迎える女の子を訪ねたことがあります。ベッドの横には赤いランドセルがありました。赤いランドセルには、その子としての人生を生きてほしいという周囲の願いが込められていました。

すべての人に生きる権利がある、ということが前提です。そのうえで、すべての人に訪れる人生の最終段階においてどのような医療や介護を選択するか、という問いに向き合っていく必要があるのです。

「尊厳死」

たとえば、「尊厳死」という考え方があります。一九七六年に産婦人科医で国会議員でもあった太田典礼氏を中心として医師や法律家、学者、政治家などが集まって設立された日本尊厳死協会は、「各人が署名したリビング・ウイルを医師に提示すれば、多くの場合、延命治療を施されないことになります。人工呼吸器や胃ろうなどによって『生かされる』のではなく、安らかで自然な死を迎えるために、元気なうちに作成する人が多いですが、病を患って自然な死を望む人が署名するケースも増えています」と述べています。

ウイルというのは、英語では「遺言」という意味です。遺言はその人が死亡して初めて法的効力が発生します。存命中に判断能力が不十分になったとき、契約の締結や財産の管理の場合には成年後見人などが本人の代わりを務めることになっています。しかし医療に関する同意を取り扱わないとする意見もあり、延命治療についての意思表示をどのようにするかが課題になっています(後述のプロセス・ガイドラインの中で、成年後見人もまた医療・ケアチームに参画していくことは十分考慮に値することと思われます)。

日本尊厳死協会は、「治る見込みのない病態に陥り、死期が迫ったときに延命治療を断る『リビング・ウイル』(終末期医療における事前指示書)を登録管理」しており、その主な内容は、「不治かつ末期になった場合、無意味な延命措置を拒否する」「苦痛を和らげる措置は最大限に実施してほしい」「回復不能な遷延性意識障害(持続的植物状態)に陥った場合は生命維持措置をとりやめてほしい」としています。

本人の作る事前指示書とは別に、本人（または、アメリカ法では権限をもつ代理人）が蘇生を拒んだ場合に行われる「ＤＮＲ order」（Do Not Resuscitate order: 蘇生不要指示）というものがあります。アメリカの医療の中で広く行われてきたものです。重大な疾患に罹患《りかん》しており死期が迫っている患者に対して医師が十分に情報を提供して同意を得たうえで、患者が何か他の疾患などによって容態が急変したときに心肺蘇生を行わない指示を医療チーム全体に事前に出しておくことをいいます。欧米では、その後、ＤＮＡＲ（Do Not Attempt Resuscitation）やＡＮＤ（Allow Natural Death）などのことばも同様の意味で使われるようになっています。

二〇一七年に、日本集中治療医学会倫理委員会は「ＤＮＡＲ（Do not Attempt Resuscitation）の考え方」と題する委員会報告を同学会の雑誌に掲載しました。

その要約では、「Do Not Attempt Resuscitation（ＤＮＡＲ）の概念形成から約半世紀を経たが、いまだにその誤解と誤用が大きな問題になっている。（中略）ＤＮＡＲは心停止時に心肺蘇生を行わない指示であり、ＩＣＵ入室を含めて酸素投与、栄養・輸液、鎮痛・鎮静薬、抗不整脈薬、昇圧薬、人工呼吸器、血液浄化法など、通常の医療・看護内容に影響を与えてはいけない」としています（次の項で述べる厚生労働省の二〇〇七年の終末期医療のガイドラインを踏まえて、同学会と日本救急医学会、日本循環器学会は三学会共同のガイドラインを二〇一四年に発表しました）。

日本の医療現場が、DNARが終末期の看取りと混同されて混乱が生じていることを指摘したうえで、DNARは厚生労働省のガイドラインとは異なり、心肺蘇生に限定した概念であることを強調する内容となっています。

もともと、医師が無意味(futile)な医療を行わないという考え方(futility)が欧米のDNARの実践の基盤にあり、次の項で説明する日本での終末期医療についての議論とは次元の異なるものと思われます。

2 医療に関する司法判断と「ガイドライン」

いくら頑張っても、それ以上のことはできない

一九九八年に発生した事案を、二〇〇二年に病院が公表して発覚した事件がありました。喘息重積状態により病院到着後にいったん気管内チューブの挿管が行われ、人工呼吸器が装着されましたが、低酸素脳症により意識は回復せず、その後、人工呼吸器は外されて気管内挿管だけが継続されていたところ、家族の希望により医師が抜管し、患者が苦悶し始めたため、医師が鎮静剤と筋弛緩剤を投与して、死亡に至らしめた事案です。事実関係や違法性の有無につい

てさまざまな争いがありましたが、二〇〇九年の最高裁決定で控訴審の判決が確定し、主治医は懲役一年六か月、執行猶予三年の刑事処罰を受け、二〇一一年一〇月から二年間、医師免許停止の行政処分を受けました。

この事件は、横浜地裁、東京高裁、最高裁と刑事手続で争われましたが、第二審である東京高裁は、二〇〇七年二月二八日判決で司法の役割についてたいへん興味深い内容の説示をしています。

「尊厳死の問題を抜本的に解決するには、尊厳死法の制定ないしこれに代わり得るガイドラインの策定が必要であろう。（中略）裁判所は、当該刑事事件の限られた記録の中でのみ検討を行わざるを得ない。むろん、尊厳死に関する一般的な文献や鑑定的な学術意見等を参照することはできるが、いくら頑張ってみてもそれ以上のことはできないのである。（中略）この問題は、国を挙げて議論・検討すべきものであって、司法が抜本的な解決を図るような問題ではないのである」

厚生労働省が、二〇〇七年五月、「終末期医療の決定プロセスに関するガイドライン」を公表し、その後、医学関係の各学会のガイドラインが公表されたり、議論が深められたりしながら、二〇一八年三月には、「人生の最終段階における医療・ケアの決定プロセスに関するガイドライン」として改訂されるに至っています（この内容については後で説明します）。

最高裁の判断と厚生労働大臣の判断

この事件のポイントは三つあります。

第一にこの最高裁決定では、「上記の事実経過によれば」という書き方がされていて、裁判所の判断はこの事件の事実経過についての判断に限られるという含意があります。前述の名古屋高裁判決や横浜地裁判決のような「安楽死」の一般的な要件も書かれていません。

第二に、「被害者の回復をあきらめた家族からの要請に基づき行われたものであるが、その要請は上記の状況から認められるとおり被害者の病状等について適切な情報が伝えられた上でされたものではなく、上記抜管行為が被害者の推定的意思に基づくということもできない」と説示しているところが重要です。「家族への適切な情報提供」と「被害者の推定的意思」を最高裁が重視していることは明瞭です。過去の裁判例のように患者本人の「真摯な嘱託又は承諾」がなくとも、「回復可能性や余命についての的確な判断」を前提とした「推定的意思」があるかどうかを問題としたところにこの決定の特徴があります。

第三に、裁判所は、殺人罪としながら執行猶予を付け、その後の医道審議会の意見を聴いた厚生労働大臣は、この医師を免許取消とはせず、二年間の免許停止とし、その後、現場復帰を許しました。

検察官の起訴便宜主義

刑事訴訟法二四七条は「公訴は、検察官がこれを行う」として検察官の起訴独占主義を認めたうえで、二四八条は「犯人の性格、年齢及び境遇、犯罪の軽重及び情状並びに犯罪後の情況により訴追を必要としないときは、公訴を提起しないことができる」と定めています。有罪の証拠が十分にある場合でも、検察官は諸般の事情を考慮して起訴猶予や不起訴の処分をすることができるのです。これを起訴便宜《べんぎ》主義といいます。

無罪にするためには、「法律ないしこれに代わり得るガイドライン」が必要かもしれませんが、それがなくとも、検察官が起訴猶予や不起訴にするのは可能です。検察庁は、終末期医療についても、医療現場の実情に耳を澄まし、それぞれの事案における医療の状況や家族の考え、本人の推定的意思などを総合して判断しているはずです。その後、意見がわかれるような事例について検察官の起訴の実例を聞かなくなりました。

二〇〇六年、ある病院が公表した事件は、二〇〇〇年から二〇〇五年までの間、大部分は家族の同意のみで、終末期の複数の患者の人工呼吸器が取り外されて死亡したもので、刑事事件としての捜査が行われました。それまでの裁判所の「安楽死」の要件を満たしているかどうかについては議論がありましたが、検察庁の判断で不起訴になりました。

3　ガイドラインの形成

終末期医療の決定プロセスに関するガイドライン

前述の二〇〇七年二月二八日の東京高裁判決の後、最高裁決定に先立って、厚生労働省は二〇〇七年五月に「終末期医療の決定プロセスに関するガイドライン」(以下、プロセス・ガイドライン)を公表し、医政局長から各都道府県知事宛に通知しました。この取りまとめにあたったのが東京大学大学院法学系研究科の樋口範雄教授(現在、同名誉教授、武蔵野大学特任教授)でした。

ガイドラインの本文は、A4判でわずか一ページ半。解説編も四ページです。大項目は、「1　終末期医療及びケアの在り方」と「2　終末期医療及びケアの方針の決定手続」の二つであり、決定手続について「(1)患者の意思の確認ができる場合」「(2)患者の意思の確認ができない場合」「(3)複数の専門家からなる委員会の設置」となっています。

しかしその一ページ半には、どこまでが刑事処罰の範囲かという法律専門家の議論が喧《かまびす》しい中で、裁判官のための刑事処罰の判断指針を作ろうとしているのではないことが明瞭に読み取れます。現場の医療・ケアに携わる者と患者家族がどのように意思決定していったらよいかを示そうとしたこと自体が、画期的な発想だったと思います。

「１　終末期医療及びケアの在り方」は次の四項目を記載しています。

① 医師等の医療従事者から適切な情報の提供と説明がなされ、それに基づいて患者が医療従事者と話し合いを行い、患者本人による決定を基本としたうえで、終末期医療を進めることが最も重要な原則である。

② 終末期医療における医療行為の開始・不開始、医療内容の変更、医療行為の中止等は、多専門職種の医療従事者から構成される医療・ケアチームによって、医学的妥当性と適切性を基に慎重に判断すべきである。

③ 医療・ケアチームにより可能な限り疼痛やその他の不快な症状を十分に緩和し、患者・家族の精神的・社会的な援助も含めた総合的な医療及びケアを行うことが必要である。

④ 生命を短縮させる意図をもつ積極的安楽死は、本ガイドラインでは対象としない。

ひとつひとつのことばに、深い思慮のある四項目だと思います。二〇二一年現在、一年間に死亡する人は一四〇万人を超え、そのうち三分の二以上が医療機関で亡くなっています。自宅や介護施設での看取りを希望する人も増加してくる中で、医療・ケアチームが患者・家族とともに、どのように日々の看取りを行っていったらよいかという方向性が明瞭に示されています。

患者の意思の確認ができない場合には、まず、家族が推定する本人の意思を尊重し、家族が患者の意思を推定できない場合には、患者にとって何が最善であるかについて家族と十分に話し合い、家族がいない場合や家族が判断を医療・ケアチームに委ねる場合には、患者にとっての最善の治療方針をとることを基本とするとされています。

複数の専門家からなる病院での委員会は、医療・ケアチームの内部、医療・ケアチームと患者・家族、家族内部などで意見がまとまらない場合などに、検討と助言のために設置されます。

医療・ケアの現場も、生命尊重という考え方を最重要視しつつも、毎日毎日の積み重ねで年間一〇〇万人近い人を看取っています。現場では実際には何が行われているのか、医療・ケアチームは生命を一秒でも延ばすことだけを考えているのか、自分の親族を看取るとき患者の家族は何を望んでいるのか。そして何よりも、自分自身の最後の日々はどうありたいと感じているのか。それらのことが医療・ケアチームと率直に語り合えるようなプロセス・ガイドラインを用意することによって、誰もが初めて経験するこれからの超高齢多死社会の常識を育て、また刑法の対象となるようなひどい逸脱行為を減らしていくことが期待できるのではないでしょうか。

ガイドラインの改訂

プロセス・ガイドラインについて、医療界では、自分たちにボールが投げ返されたと感じた人も多かったようです。「最善」が何かということを、それぞれの分野で具体的に考える動きが広がりました。

厚生労働省のプロセス・ガイドラインに先立って、二〇〇六年には、終末期がん患者の輸液療法(通常の経口摂取ではない、人工的な水分等の補給を行う治療法)に関するガイドラインが日本緩和医療学会から公表されました。その後、がん悪液質(栄養不良により衰弱した状態)について、水分だけでなくエネルギーや栄養素を含めた輸液療法のあり方の検討が進められ、二〇一三年に改訂が行われました。

二〇〇八年には、日本医師会第X次生命倫理懇談会が終末期医療に関するガイドラインを答申しました。二〇一二年には、日本老年医学会が「高齢者ケアの意思決定プロセスに関するガ

イドライン　人工的水分・栄養補給の導入を中心として」を公表しました。また、二〇〇七年、急性期のハイリスク医療を取り扱う日本救急医学会が「救急医療における終末期医療に関する提言」を発表しました。さらに、二〇一四年には、救急・集中治療における終末期医療に関するガイドラインが日本集中治療医学会、日本救急医学会、日本循環器学会の三学会共同で発表されるなど、医学界ではさまざまな検討の輪が広がりました。

二〇一五年に、厚生労働省のプロセス・ガイドラインは「人生の最終段階における医療の決定プロセスに関するガイドライン」に名称変更され、さらに、二〇一八年には「人生の最終段階における医療・ケアの決定プロセスに関するガイドライン」と改められ、内容の改訂が行われました。

厚生労働省の報道発表資料によると、「(1)病院における延命治療への対応を想定した内容だけではなく、在宅医療・介護の現場で活用できるよう、医療・ケアチームの対象に介護従事者が含まれることを明確化、(2)心身の状態の変化等に応じて本人の意思は変化しうるものであり、医療・ケアの方針や、どのような生き方を望むか等を、日頃から繰り返し話し合うこと(ACP：advance care planning の取り組み)の重要性を強調、(3)本人が自らの意思を伝えられない状態になる前に、本人の意思を推定する者について、家族等の信頼できる者を前もって定めておくことの重要性を記載、(4)今後、単身世帯が増えることを踏まえ、『3』の信頼できる者の対象を、家族から家族等(親しい友人等)に拡大、(5)繰り返し話し合った内容をその都度文書にまとめておき、本人、家族等と医療・ケアチームで共有することの重要性について記載」、などが重要な改正点とされています。

4　アメリカにおける生命維持治療の中止や差し控え

日本の法は、物事が終わってしまった後で、警察やメディアとともにやってきますが、アメリカの法は、物事が行われる前に裁判所とともにやってきます。人と人の意見が対立して争いごととなっていれば、その争いごとの最前線に裁判官がやってくるというのが、アメリカの司法です。

生命維持治療の分野では、カレン・クインランの事案とナンシー・クルーザンの事案が各州の法制度のあり方に大きな影響を及ぼした裁判例ですので、紹介しておきます。

カレン・クインラン事件

一九七五年四月一五日、二一歳だったカレン・クインランは、少なくとも二回の一五分の原因不明の呼吸停止を起こしてから昏睡状態で救急搬送され、人工呼吸器で呼吸が維持されていたものの「遷延性植物状態」(persistent vegetative state)と診断されました。すでに一九六八年に発表された脳死に関する「ハーバード基準」が一般に知られていましたが、彼女は脳死ではなく、また、複数の医師が人工呼吸器を外すと生命の危険があると判断していました。

両親は、主治医らから十分説明を受けたうえで、医師の一切の責任を免除するとの書類を渡し、人工呼吸器の使用を含む「特別」(extraordinary)な処置を打ち切ることを求めましたが、医師らは拒否しました。

そこで、カレンの父親は、自分をカレンの医療上の決定にかかわる身上監護と財産管理の両方の後見人(guardian)に選任することと、生命維持治療の中止が適法であることの確認を求めて、ニュージャージー州の裁判所に訴えを起こしました。一一月一〇日の一審の判決は、父親の権限を財産管理に限定し、医療上の決定に関する身上監護の後見人には病院の意向に従う弁護士を任命しましたが、父親が上訴しました。ニュージャージー州最高裁判所は、一九七六年三月三一日に、一審の判決を覆し、一審の選んだ身上監護の後見人を解任したうえで、父親をカレンの身上監護の後見人に任命し、生命維持治療中止が民事上も刑事上も違法でないことを宣言しました。

第４章で説明したとおり、日本では後見人が医療の同意を行うことにさえ否定的な意見がなお強くあります。しかし、この判決では医療の中止まで後見人の権限としていますし、民事上も刑事上も違法でないことを事前に裁判所が宣言していますから、治療の中止を実施する医師も含めて法的責任を問われることがありません。

成年後見制度についても、司法のあり方についても、日本とアメリカの大きな差を感じます。ただ、もちろんアメリカにおいても、ニュージャージー州最高裁判所のこの判断は、大きな注目を集め、その後の生命維持治療の中止についての各州の法制化に大きな影響を与えました。

なお、カレンの父親は、後見人として人工呼吸器の取り外しは指示しましたが、水と栄養のチューブの抜去は求めず、結果としてカレンは、人工呼吸器なしでその後一〇年近く生き続けました。

ナンシー・クルーザン事件

人工呼吸器のような「特別」な治療と、水や栄養を供給する普通のケアをわけて考え、前者の中止のみを認める法律、いわゆる「自然死法」がいくつかの州で制定されていました。

一九八三年一月一一日、二五歳の女性、ナンシー・クルーザンはミズーリ州内で交通事故のため心肺停止となり、救命救急措置により蘇生しましたが意識は回復せず「遷延性植物状態」と診断されました。自分で呼吸はできましたが嚥下ができないため、水・栄養チューブを直接胃につなぐ胃瘻造設術が行われ、州立リハビリテーションセンターに転院しました。一九八五年に施行されたミズーリ州自然死法は、水・栄養を絶つことを認めていませんでした。

一九八七年に、両親は、ナンシーが自分の意思を表現できるのであれば生命維持治療の中止を望むと主張して、州立リハビリテーションセンターに水・栄養チューブの抜去を求めましたが、州保健局が拒否したため、両親がミズーリ州の裁判所に提訴しました。

一九八八年八月、ミズーリ州の第一審裁判所は、水・栄養チューブの抜去を州に命じましたが、州とナンシー・クルーザンの訴訟の権限を持つ後見人は上告し、ミズーリ州最高裁判所は、本人の意思を証明する「明白かつ確信を抱くに足る証明」(clear and convincing evidence)がないとして、裁判官七人の評議の結果、四対三で一審の判断を覆しました。

一九八九年三月、両親は、重い証明の負担を課していることがアメリカ合衆国憲法に違反しているとして、連邦最高裁判所に上訴受理を申立てました。そして一九九〇年六月に、連邦最高裁判所は、五対四でミズーリ州最高裁判所の結論を支持しましたが、患者の意思に関する新しい証拠の発見があれば再審理の可能性があるとしました。

両親は、一九九〇年八月にミズーリ州の第一審裁判所に再審理を請求しました。ナンシーが養護学校で働いていたときの上司と同僚が「遷延性植物状態での延命を望まない」とのナンシーの具体的な発言の内容を証言したため、一二月一四日に、ミズーリ州の第一審裁判所は「明白かつ確信を抱くに足る証明」が得られたとして、水・栄養チューブを抜去する権限を両親に与えるとの判決を下しました。同日、両親の指示に従って主治医が水・栄養チューブを抜去し、一二月二六日未明にナンシー・クルーザンは死去しました。

この後、事前指示書に基づいて、生命維持治療の中止や差し控え、さらに尊厳死などを適法とする動きがしだいに広がっていきます。

生命倫理と司法制度の日米比較

アメリカにおいては、生命維持治療の中止や差し控えなど、生命倫理の重要な課題については、裁判所が事前に介入して迅速な審理を行っており、医療現場は裁判所の判断に基づいて対応しているので、生命維持治療を中止した医師が刑事手続で裁かれることはありません。生命倫理にかかわる最前線のルールを創造することについて、裁判官が重要な役割と責任を果たしていることになります。

日本においては、裁判所が事前に介入して生命維持治療の中止や差し控えを許すようなことは、行われたことがありません。後から刑事事件となってしまうリスクを避けるためには、国会の制定する法律ができるまでは、医学系の学会が諸外国の状況も調査しながら一歩ずつガイドラインを作っていく、または厚生労働省などの有識者の検討会が報告書やガイドラインなどを作っていくなどの手法がとられることが多いと思われます。ガイドラインは、国会で制定された法ではないため、法に基づいて裁判をしなければならない裁判所からみれば、いったん検察官に起訴されてしまうと有罪判決を書かざるを得ないであろうことは、前述の東京高裁判決を見てもわかります。

それに比べると、先の検察官の「起訴便宜主義」は、はるかに大きな裁量の幅があります。社会に問題が生じているとき、検察官は、闇を切り裂くような捜査の力を発揮して社会の負託に応えようとしますが、いったん、透明性の高い自主的なルールづくりが始まると、検察庁全体の意向として、強制捜査や起訴を行わないでルールづくりとその帰趨《きすう》を見守る傾向が強いように感じられます。なお、起訴猶予や不起訴については、判決文と異なり、その理由が明示されることはありません。

またアメリカは、州ごとに最高裁判所があり、州ごとに法律が異なる多元法の国です。各州の裁判所の判例の累積が「法」となり、州議会で明文化されて「法律」になっていきます。ナンシー・クルーザン事件の前にも、多くの州で治療の差し控えが法制化され、さらに、一九九〇年代以降、医師が致死薬を投与する「積極的安楽死」が一九九四年のオレゴン州尊厳死法（一九九七年施行）をはじめとして認められるようになり、同様ないし類似の立法が他州にも広がりつつあります（なお、昨今ではヨーロッパ各国でも、尊厳死が多様な形で合法化されつつあります）。

５　残された課題

ひとりひとりの問題として社会全体で考える

残された課題は、実は、私たちひとりひとりが、自分の医療についてどんな意思決定をしていくか、ということです。ＡＣＰもＳＤＭ（shared decision making：患者と医師がともに意思決定していくこと）もとても重要ですが、急にはなかなかできないことです。

私は六五歳です。平均余命はそれでもまだ二〇年弱あるようですが、ぽつりぽつりと同級生の訃報に接するようになりました。一〇年前は、考えようとしても考えがうまくまとまらなかった自分の死の問題も、少しずつ身近に感じるようになっています。

両親はともにもうすでに亡くなりましたが、自宅で肉親の最後の日々に向き合った経験はありません。

若いころ、たいへん高名な生命倫理学者の先生とシンポジウムでごいっしょさせていただき、その後のお酒の席で聞かせていただいたことばがあります。「法律関係の連中は、何歳になったら、死の自己決定能力があるかという。遺言能力の一五歳、婚姻能力の女一六歳(当時)、男一八歳、成人二〇歳(当時)、被選挙権が二五歳とか三〇歳? そんな若造に何がわかるもんか。普通の健康な人間が生死に向き合えるのは、七〇歳過ぎてからだ」。お酒の上の話ですからお名前を書くことは控えますが、なかなかの至言のように思いました。

自分の終末期などうまくことばにできなかった数年前には、家族には、自分の意識が戻らないようなことがあったら、自分と同年齢の脳外科医のY先生に相談してほしいと言っていたのですが、そのY先生がつい先年、がんで急逝されてしまいました。

死に自己決定権があるのであれば、それはひとりひとりの意思に委ねられているものですが、年齢により境遇により、考え方は変わっていきます。

人生の最終段階の医療についての「倫理」や法制度については、ひとりひとりの価値観や思いを反映して多様な考え方があります。それとともに、医療や介護のあり方や、広く見れば社会の秩序にもかかわる公共的な問題でもあります。だから、「社会全体」が、人生の最後をどう迎えるのかに関連した情報をもっと共有してもよいと思います。また、病気になったときの、同じ病気の仲間との情報交換やカウンセリング（ピア・カウンセリング）なども大きな役割を果たしてもらえそうな気がします。そういう仕組みづくりに積極的に取り組む市民団体や医療施設も、しだいに増えてきています。

あなたはどう考えますか。

第6章　倫理委員会と医学研究

1　人で試すということ

創薬や医療技術の開発と倫理委員会

かつて、天然痘は致死率二〇%から五〇%に及ぶとされた重篤な疾患でした。ジェンナー(一七四九〜一八二三)は、牛痘はヒトでは重症化しないこと、牛痘に感染した者は天然痘に感染しないという言い伝えがあることに注目し、一七九六年に牛痘の膿を自分の使用人の子どもに接種、その六週間後にヒトの天然痘を接種し、天然痘が発症しないということを確認したと言われています。その後の改良・普及によって、一九八〇年にはＷＨＯ(世界保健機関)が天然痘の根絶を宣言しました。

今の医薬品や医療技術では治すことのできない病気がまだたくさんあり、新型コロナウイルス感染症のような新たな病気が出現することもありますから、不断の創薬や医療技術開発の研究が必要です。牛痘の例でもわかるとおり、人と動物では病原体や薬物への反応の仕方が異なります。まずは、動物実験から開発が始まるとしても、安全性を確認しながら人に試すことが必要になります。

人での研究については、安全性や被験者の同意などを第三者的に確認するために、現在では、倫理委員会が設置されるようになっています。特に医薬品、医療機器等の製造販売承認を目的とする研究開発については、国の法律に基づいて、治験審査委員会が設置されています。

なお一般に、第5章で説明したような臨床倫理にかかわる事項を検討する委員会を病院倫理審査委員会(HEC：Hospital ethics committee)と呼び、特に研究に関する研究機関内の倫理審査を行う委員会を機関内審査委員会(IRB：institutional review board)または研究倫理審査委員会と呼んでいますが、両方を含めて「倫理委員会」と呼ぶこともあります。

安全性と有効性を確かめる手順――「治験」「臨床試験」

作用のある薬には、必ず副作用があります。「毒にも薬にもならない」という表現がありますが、今、医薬品として使われているもののうち、特に、市販されていない医療用医薬品には、使い方によっては「毒にも薬にもなる」ものがたくさんあります。

医薬品は、医療機器とともに、「医薬品、医療機器等の品質、有効性及び安全性の確保等に関する法律」(薬機法)によって規制されており、製造販売には国の承認が必要です。そのための調査を行う機関が、第3章の医薬品副作用被害救済制度のところで紹介したＰＭＤＡ(独立行政法人医薬品医療機器総合機構)です。

安全性と有効性を確かめる手順を「治験」「臨床試験」といいます。新薬を市販する前に、まずは動物実験のデータが十分に検討されます。そして少数の健康な成人や患者さんに投与して効果や副作用の現れる量を調べていくのが第Ⅰ相臨床試験です。なおヒトに初めて投与する段階の治験を「ファースト・イン・ヒューマン」(ＦＩＨ)試験といいます。第Ⅰ相試験にはＦＩＨを含みます。

次の第Ⅱ相臨床試験では、患者さんの数を増やしながら、安全性や有効性を確認していきます。この段階で、本物の治験薬を投与する群と、見た目は同じだけれども薬効成分が含まれていない偽薬(プラセボ)を投与する群とに患者さんを割り付けて、効果を比較することがあります。患者さんにも医師にも、どれが本物か知らせないことを二重盲検(ダブル・ブラインド)といいます。また医師の操作が入らないように、割り付けが無作為に行われることをランダム化比較試験といいます。患者さんも医師にも薬剤が効いて欲しいという思いがありますから、その思いによる心理的な暗示効果を排除するために使われている方法です。ただ、患者さんを危険にさらすことがないように設計され、そういう手順になっていること全体は患者さんにきちんと知らせるというインフォームド・コンセントを行います。

最後の第Ⅲ相臨床試験では、既存の治療薬との比較が行われることもあります。このときも、医師も患者さんも、投与されているのが新薬か既存の治療薬か知ることのできない、二重盲検ランダム化比較試験が用いられることがあります。

現在では、医薬品産業の治験の規制を国際的に共通化するために、GCP(good clinical practice)という国際的な標準があり、日本では厚生労働省が「医薬品の臨床試験の実施の基準に関する省令」(GCP省令)によって治験全般を規制しています。一九八九年に旧GCP通知が、一九九六年の薬事法改正にともなって一九九七年に新省令GCPが施行されており、その後も国際的な動向を踏まえて改正が行われています。

ナチスの人体実験とニュルンベルク綱領

医薬品や医療機器の製造販売を目的としない医学研究は、たくさんあります。その多くは、単なる観察研究であったり、患者さんに危害が及ぶことのない配慮が行われたりしています。ところが、歴史上、稀に見る残虐な人体実験がナチスの強制収容所でなされました。細菌やウイルスを感染させたり、低い空気圧にどれだけ人間が耐えられるかを調べたり、海水を飲ませたり、毒ガスや有害な薬剤を投与したり、考えられる限りの非人道的行為が行われていたことが、一九四五年にドイツのニュルンベルクで開始されたニュルンベルク裁判で明るみに出ました（このことについては玉井真理子、大谷いづみ編『はじめて出会う生命倫理』有斐閣に詳しい）。

この裁判の一九四七年の判決文の、人体実験における同意と科学性に関する一〇項目にわたる「許容されうる医学実験」の要件が、ニュルンベルク綱領と呼ばれるようになりました。

第一項の「被験者の自発的な同意は絶対に必須なものである」をはじめとしてナチスの医師らの非人道的行為への怒りが表現され、第二次世界大戦後の生命倫理の出発点となりました。

第二項も「（人体）実験は、社会の利益のために実りある結果を得るようなものであるべきであり、他の方法や研究手段では得ることのできないようなものであるべきであり、また無意味でも本質的に不要なものでもあってはならない」として、人体実験に非常に厳しい制限を課しています。

ニュルンベルク綱領の残した課題

安全性と有効性を手探りしていく模索的・探索的な医学研究の立場からいうと、たとえば、新しい医薬品・医療技術開発のアイディア(研究の「種」という意味でシーズと呼ばれています)は数百件に一件しか製造販売にたどり着きません。動物実験から人の医薬品までの道のりは遠く、そのほとんどは「社会の利益のために実りある結果を得る」ことができません。

ニュルンベルク綱領が先のように「被験者の自発的な同意は絶対に不可欠なものである」として同意原則を絶対視したことについても、その後、医療者や医学研究者の側から、微妙な反応と疑問がいくつか呈されるようになりました。

ニュルンベルク綱領第一項は、「被験者の自発的な同意は絶対に不可欠なものである。このことは、被験者が同意を与える法的能力を持っている必要があることを意味する」と述べています。そして、被験者が同意を与えるにあたってどんな強制も欺罔《ぎもう》も行われてはならず、被験者が実験について十分な知識と理解をもち、十分な情報を与えられたうえでの同意をすることを重要視して詳細な規定を置き、「同意の質」を確認する義務と責任を研究者に課しています。

ただ、ニュルンベルク綱領には保護者の代諾の規定が欠けており、たとえば小児の新薬開発や、成人に使われている薬の小児への適応拡大などの手続に困難が生じます。

前掲の『はじめて出会う生命倫理』の第5章（丸祐一執筆）には、次のように書かれています。

「ニュルンベルク綱領は、研究の参加に被験者本人の同意が絶対的に不可欠であると謳っている点で、倫理的に優れているように見えるかもしれないが、問題はそう単純ではない。（中略）小児疾患や精神疾患に関して新しい治療法が開発できなくなることを意味する。

この不都合を回避するためにも、世界医師会は一九六四年にヘルシンキ宣言を発表した。同意能力のない被験者については代諾を認めるなど、ニュルンベルク綱領の要求よりも同意と説明のハードルを下げている。（中略）以前は研究に参加することは危険なことであるとみなされていたが、研究参加は被験者にとって利益となりうるとの認識が広まってきたのである」

これは、後述のヘルシンキ宣言を理解するうえでもたいへん重要な視点です。

治験のコストとそれにより得られる企業の利益の観点から、小児の新薬開発・適応拡大が遅れがちになるという課題があると言われています。現在は、大学病院などの特定機能病院の未承認適応外に関する審査委員会（二〇一七年の第八次医療法改正で制度化）が、専門家の立場からそれぞれの使用の安全性と有効性をチェックするようになっています。

しかし保護者の「同意」がないことをむしろ虐待ととらえて、第三者の専門家によるチェックがあれば、親の同意がなくとも合理的な医療を行うべき場合もあります。逆に、親の同意や希望があっても、医学的な観点からの有効性・安全性に問題がある医療は行えません。これと同様の問題は、たとえば、認知症の高齢者に対する新薬開発でも生じます。

一方で、後で述べるように被験者保護のためには適切な医療専門家の同僚評価(ピア・レビュー)による有効性、安全性と科学的妥当性のチェックが不可欠なのではないか、同僚評価が機能しなくなるような超国家主義の支配のもとでは、精緻な被験者の同意もまた被験者保護のために機能し得なくなるのではないか、という懸念が残ります。

ジュネーブ宣言

医師の宣誓では、紀元前四世紀の「医学の父」ヒポクラテスとその弟子たちの誓いが有名です。そして人権尊重と医療の発展に即した現代版の「医師の誓い」として、一九四八年に、スイスのジュネーブで行われた第二回世界医師会総会で「ジュネーブ宣言」が採択されました。その後、一九六八年以降、二〇一七年までの間で、五回の改訂が重ねられています。

「医師の一人として、／私は、人類への奉仕に自分の人生を捧げることを厳粛に誓う。私の患者の健康と安寧を私の第一の関心事とする。／私は、私の患者のオートノミーと尊厳を尊重する。私は、人命を最大限に尊重し続ける」(日本医師会訳)。

このように始まるジュネーブ宣言は、世界中の医師が共有できる基本的な倫理規範です。ただ、それぞれの国の文化や社会経済の状況、社会保障制度を含む法制度の中で、医師の果たすべき役割や守るべき義務は、現在ではさらに多様で複雑なものとなっています。

ヘルシンキ宣言

一九六四年に、フィンランドのヘルシンキで行われた第一八回世界医師会総会で、「ヘルシンキ宣言　人間を対象とする医学研究の倫理的原則」が採択されました。序文の冒頭で、「世界医師会は、特定できる人間由来の試料およびデータの研究を含む人間を対象とする医学研究の倫理的原則の文書としてヘルシンキ宣言を改訂してきた」と述べるとおり、その後、二〇世紀に五回、二一世紀に四回の改訂が重ねられて、現在に至っています。

二〇〇〇年以降、本章の3で触れる「利益相反」の考え方が導入されたことでも注目されました。英文と和文(日本医師会訳)については、日本医師会のホームページをご覧ください。ここでは、現行の二〇一三年の世界医師会フォルタレザ総会で修正された後の日本医師会訳を引用することとします。

ヘルシンキ宣言における同意

ヘルシンキ宣言は、ニュルンベルク綱領における本人同意の原則に加えて、法的代理人(legally authorized representatives)による同意に基づく臨床研究の道を開きました。

二八項は、「インフォームド・コンセントを与える能力がない被験者候補のために、医師は、法的代理人からインフォームド・コンセントを求めなければならない。これらの人々は、被験者候補に代表されるグループの健康増進を試みるための研究、インフォームド・コンセントを与える能力がある人々では代替して行うことができない研究、そして最小限のリスクと負担のみ伴う研究以外には、被験者候補の利益になる可能性のないような研究対象に含まれてはならない」と述べています。

つまり、被験者の利益になる可能性があり、健康増進のための研究や小児・高齢者など「インフォームド・コンセントを与える能力」に懸念のある人たちについての研究、「最小限のリスクと負担のみを伴う研究」については、本人同意の原則を外しています。

それでは、法的代理人とは何なのでしょうか。親権者が入るのは間違いなさそうです。英米法では、生命維持治療についても、迅速かつ機動的にそれぞれの案件についての後見人を選任する手続があります。ドイツの世話人制度では、基本的に通常の医療やヘルシンキ宣言二八項の想定するような研究への同意をするかどうかは世話人の職務ですが、死亡リスクのある治療や後遺障害が残る治療については、後見裁判所の許可を得る仕組みがあります。高齢者の成年後見人については、日本の法律では議論が残ります。なお、先にも別な章で述べたように日本での医療一般においては、身近な親族などのキーパーソンの同意でよいとされてきていますが、親族などが身近にいないときに、制度の隙間が生じています。

二九項は、小児や判断能力の低下した者について、「インフォームド・コンセントを与える能力がないと思われる被験者候補が研究参加についての決定に賛意を表することができる場合、医師は法的代理人からの同意に加えて本人の賛意を求めなければならない。被験者候補の不賛意は、尊重されるべきである」と、インフォームド・アセント(賛意)の制度を導入しています。小児の臨床治験では、それぞれの年齢の読解力に合わせて、易しいことばで治験の内容を説明した文書が用意されるようになりました。判断能力の低下している障害者や高齢者についても、同様の配慮がなされるようになっています。

三〇項は、法的代理人もインフォームド・コンセントも得られないときの研究開始について、次のように規定します。「(前略)そのような代理人が得られず研究延期もできない場合、この研究はインフォームド・コンセントを与えられない状態にある被験者を対象とする特別な理由が研究計画書で述べられ、研究倫理委員会で承認されていることを条件として、インフォームド・コンセントなしに開始することができる。研究に引き続き留まる同意はできるかぎり早く被験者または法的代理人から取得しなければならない」。

三二項は、血液や組織などの試料やデータに関する研究について、「バイオバンクまたは類似の貯蔵場所に保管されている試料やデータに関する研究など、個人の特定が可能な人間由来の試料またはデータを使用する医学研究のためには、医師は収集・保存および／または再利用に対するインフォームド・コンセントを求めなければならない。このような研究に関しては、同意を得ることが不可能か実行できない例外的な場合があり得る。このような状況では研究倫理委員会の審議と承認を得た後に限り研究が行われ得る」として、インフォームド・コンセントの例外を定めています。

そして三七項は、「個々の患者の処置において証明された治療が存在しないかまたはその他の既知の治療が有効でなかった場合、患者または法的代理人からのインフォームド・コンセントがあり、専門家の助言を求めたうえ、医師の判断において、その治療で生命を救う、健康を回復するまたは苦痛を緩和する望みがあるのであれば、証明されていない治療を実施することができる。この治療は、引き続き安全性と有効性を評価するために計画された研究の対象とされるべきである。すべての事例において新しい情報は記録され、適切な場合には公表されなければならない」との規定をおいています。インフォームド・コンセントは、医師から説明を受けたうえでの同意ですが、未知の治療に挑むときにはさらに「専門家の助言」という要素を追加しています。

2　倫理委員会

タスキギー梅毒放置実験、そしてベルモント・レポート

アラバマ州にタスキギーと呼ばれる村があります。一九三二年から一九七二年まで、アメリカ公衆衛生局が、無料で梅毒の治療が受けられると偽って観察対象を集め、ペニシリンの投与が標準的で有効性が確立した治療となった第二次世界大戦後も、「黒人男性における無治療梅毒のタスキギー研究」を継続していたことが、一九七二年に内部告発で発覚しました。

ナチスに対するニュルンベルク裁判、ジュネーブ宣言、ヘルシンキ宣言を経てもなお、アメリカ合衆国の国家組織の医師らが反倫理的な無治療観察研究を継続していたことは、アメリカ

社会全体に凄まじい衝撃を与え、医師の臨床研究に対する信頼が大きく損なわれました。

被害者への賠償が行われるとともに、一九七四年には、国家研究法に基づいて、「医学・生物医学・行動科学研究における被験者保護のための国家委員会」が発足し、哲学者や生命倫理学者、法律家などが医師とともに臨床研究を規制することになりました。国家委員会は活動の集大成として、一九七九年にベルモント・レポートを取りまとめ、人格の尊重(Respect for Persons)、慈恵(Beneficence)、正義(Justice)の生命倫理三原則が提唱されました。ビーチャムとチルドレスという二人の学者は、「人格の尊重」を自律(Autonomy)と言い換え、これに無危害(non maleficence)を加えて生命倫理四原則を提唱し、その後、広く定着しました。

一九九七年には、クリントン大統領が、歴代の合衆国大統領として初めて、タスキギー事件の生存している被害者に謝罪しました。

レイマン・コントロール

タスキギー事件の発覚後、アメリカの「草の根民主主義」が臨床研究審査委員会の中で勢いを増していきます。一九六〇年代のベトナム反戦運動や人種差別と戦う公民権運動、各大学でのスチューデント・パワーなど、資本家や専門家などの社会的・経済的な力をもった人たちに対する「普通の人」の異議申立ては、医学研究の中でも大きな力を持つようになっていきます。

レイマン・コントロールということばがあります。レイマン(layman、昨今ではレイピープル laypeople)とは、演壇の上に立つ人に対して平土間(lay)で話を聴いている平信徒、「普通の人」を意味します。「プロフェッショナルの自律」を制御するという意味で「素人による管理」と訳してもよいかもしれません。

教会の平土間で説教を聴いている側の平信徒であるレイマンが、専門職である聖職者をコントロールして、教会の運営にあたっていくというレイマン・コントロールが、開拓地アメリカのひとつの伝統となっているのです。

アメリカは、タスキギー事件によって大きな痛手を負った医師の臨床研究の信頼回復のために、市民参加によって臨床研究をチェックする施設内の臨床研究審査委員会を、一九七〇年代後半から急速に拡充していきました。この動きは、しだいに日本にも影響を及ぼします。

ミレニアム・プロジェクト

一九九九年に小渕恵三首相の内閣総理大臣決定によって、ミレニアム・プロジェクトがスタートすることになりました。厚生省はホームページで、「遺伝子解析による疾病対策・創薬推進事業の概要」を次のように紹介しています。

平成一一年一二月一九日内閣総理大臣決定において、新しいミレニアム(千年紀)の始まりを目前に控え、人類が直面している課題に応え、新しい産業を生み出す大胆な技術革新に取り組むこととし、これを新しい千年紀のプロジェクト、すなわち「ミレニアム・プロジェクト」とすることとされている。

ミレニアム・プロジェクトは、今後の我が国の経済社会に重要な情報化、高齢化、環境対応の三分野について、技術革新を中心とした産学官共同の事業として実施される。

厚生省としては、高齢化に対応したミレニアム・プロジェクトの一つとして、痴呆、がん、糖尿病、高血圧などの病気に関連する遺伝子を解明し、病気の予防、治療法などの確立、画期的な新薬の開発などの推進を目指して、「遺伝子解析による疾病対策・創薬推進事業」を実施することとした。

なお、本事業の実施に当たっては、生体試料の提供を通じて研究に参加される者の人権の保護に十分な配慮を行うこととしている。

翌二〇〇〇年五月には、厚生労働省の医療系の司令塔である大臣官房厚生科学課長から、「遺伝子解析研究に付随する倫理問題等に対応するための指針」が出され、補助金交付の条件として研究倫理審査委員会の設置が義務づけられました。そのため、これをきっかけとして各研究機関に夥しい数の倫理審査委員会が設置されるようになりました。

研究倫理審査委員会の困難

倫理委員会の基本は、「普通の人」がよく議論することです。専門家を超えたところにレイマン・コントロールの議論の場を設定して、素人でも理解できる情報提供をしながら対話によって、倫理的な検討を行っていくことが重要です。しかし、日本の現実の中で、研究倫理審査委員会はしだいに「普通の人」どころか、「普通の弁護士」にもとても手に負えないほど厄介なものになっていきます。

第一に、臨床研究一般、遺伝子研究、遺伝子治療、疫学研究、再生医療、ES細胞、生殖補助医療研究など、多種多様な分野について指針やガイドライン等が多数出されてきましたし、二〇〇三年以降は、個人情報保護法に関連する見直しと調整が繰り返されるようになり、さらにそれぞれのガイドラインのことばに役所のQ&Aが積み重ねられ複雑になっていきました。

第二に、倫理指針は、倫理であって「法」ではありません。本来は、法がなければ強制も制裁もないし義務もない、となるはずです。ところが、実際には、倫理指針に「望ましい」と書くだけで、日本の研究現場は、いっせいにその方向に動き出します。

第三に、日本で臨床研究の倫理についての指針等が形成されていった時期は、診療そのものについてのガイドラインが形成される時期と重なっていました。医学研究では、通常の診療の症例報告そのものが研究的意義をもっていますから、研究の要素がない医療を見いだすことがむずかしいとも言えます。

ベルモント・レポートは、少しでも研究という要素があれば、研究としての倫理規制の下に服すべきだといっています。他方、法規制には「比例原則」が大切で、たとえば患者のリスクや負担が小さいものについては、規制を軽減すべきです。Aの薬を使うか、Bの薬を使うか、プラセボを使うかを、医師にも患者にも知らせないで割り付ける治験・臨床試験は、治療過程への介入の程度が相対的に大きいといえますが、特に割り付けを行わず、普通の診療経過を観察するだけの観察研究は、介入の程度が小さいと考えることができます。この介入の程度の大小を踏まえて、規制の程度を加重または軽減する「比例原則」を考慮する必要があります。

臨床研究法のところでもう一度振り返りますが、諸外国の臨床研究規制は、GCPの適用される治験・臨床試験とリスクや介入の小さい臨床研究を区別して、後者の規制を軽減しています。一方、日本の制度設計や運用は必ずしも比例的に軽減されているとはいえない状況です。

最後に、あらゆる臨床研究に共通する倫理審査の根本は、安全性、有効性、科学的妥当性をチェックして被験者(患者や一般の人)の保護を図ることです。ところが、多種多様な倫理の指針、ガイドライン、ガイダンスとQ＆Aを踏まえて膨大なペーパーワークをともなう倫理審査委員会提出資料を一生懸命、「普通の人」や法律家や倫理学者が読んでも、安全性、有効性、科学的妥当性についての判断には困難があります。他方、同じ分野の専門の医師・医学研究者であれば、研究計画書には引用されていない先行研究があって、すでにその研究方法については危険性が指摘されており、これ以上の研究をやる意味に乏しいというようなことが容易にわかります。

また、治験・臨床試験のように事務コストを製薬会社が負担してくれるときには厳格な倫理的手順を実施することも容易ですが、現場の研究者が日々の臨床の観察結果を自前で発表するときには、重すぎる負担になることがあります。その一方で、現在の研究倫理審査委員会の構成では、同じ研究分野の専門家による安全性、有効性、科学的妥当性に関する同僚評価(ピア・レビュー)の機会に乏しいと思われます。

私自身、長らく大学病院の倫理研修を受け続けてきたのですが、配布される資料は質・量ともに膨大です。研究倫理をめぐる日本の規制の全体像は、いまや膨大な情報量になっているのです。

レイマン・コントロールを超えて

タスキギー研究のような大不祥事を乗り越えていくために、アメリカは、レイマン・コントロールというアメリカの伝家の宝刀を持ち出しました。ただ、注意すべき点は二つあります。ひとつは、質問し議論するという「普通の人」の側の力量です。アメリカは「質問しなければ失礼にあたる」というくらいの質問の国であり、子どものころからディベートの技術を教育現場で教え込まれています。

もうひとつは、情報をどのように整理して「普通の人」に見せるかという工夫です。アメリカの陪審制を支えているのは、裁判官と検察官と弁護人、あるいは原告・被告の代理人が共同して行う論点と証拠の整理です。臨床研究の規制において、それと同じような事前整理の事務局機能をどこまで強化するか、というのがポイントです。

一方、ヨーロッパでは、研究機関ごとの多数の機関内審査委員会（ＩＲＢ）を置くよりも、倫理委員会の集約化と専門化が進んでいるとされます。

「イギリスにおいては各機関ごとの機関内倫理審査委員会（ＩＲＢ）ではなく、イングランド、スコットランドなど地方で独立した地域倫理審査委員会（local research ethics committee）があり、イギリス全体で一三〇の委員会が存在する」「これらの委員会をまとめる形で、イギリス全体としての統一的な監督官庁がＮＲＥＳ（引用者注：National Research Ethics Service 国立研究倫理局）であり、ＮＲＥＳは地域ごとに倫理審査が運営されていることで生じる問題を解決している」「英国全体では八〇程度まで減らすことが計画されている」。フランスでは行政機関としての倫理審査機関ＣＰＰ（Comité de Protection des Personnes 人の保護委員会）が全国で四〇か所設置されているとの報告があります（以上、三菱総合研究所「平成二一年度科学技術総合研究委託（内閣府）『研究機関における機関内倫理審査委員会の抱える課題の抽出とその対応に向けた調査研究』報告書」より）。

同報告書は、国内のＩＲＢについても、当時の実情についての訪問調査やアンケート調査を行っており、委員の人材養成や審査のサポート体制の必要性が当時から指摘されていました。

昨今では、大規模な学術研究機関ではしだいに倫理委員会の事務局体制が強化されてきており、多機関共同研究における倫理審査集約化や一括審査などの制度整備も進められていますが、個別の医療機関のＩＲＢをみると、過剰負担による遅延や形骸化も懸念されます。研究の安全性、有効性、科学的妥当性を被験者の立場で、かつ迅速的確に当該分野研究に関する科学的専門知識をもって審査する体制のいっそうの強化が急務となっています。

3　利益相反（ＣＯＩ）の管理

他人の利益を第一にする「フィデュシアリー」

ジュネーブ宣言の「医師の誓い」の冒頭は、「医師の一人として、／私は、人類への奉仕に自分の人生を捧げることを厳粛に誓う。私の患者の健康と安寧を私の第一の関心事とする」としています。

人は誰でも、職業上の責任を負い、自分の利益があり、家族との関係があり、相互に矛盾するたくさんの利害関係を背負って生きています。自分の利益を増やせば相手（たとえばお客さん）の負担が増えるという関係は、誰にとってもあります。

それでも、自分の顧客の利益を第一にしなければならないという法的規制がかけられている一群の職業があります。たとえば、医師、弁護士などの専門職は、患者さんやクライアントの利益を第一にしなければならず、それは倫理的・道徳的な義務を超えて、法的な義務でもあります。成年後見人も、被後見人本人の利益を擁護する立場にあり、被後見人との取引で自分の利益を図ることは許されず、成年後見監督人や裁判所から監督を受ける立場にあります。

信託を受けた者(受託者)は、信託を設定した者の意思に従って、受益者の利益を第一に行動しなければなりません。さらに、信託業だけでなく、広く金融機関や資産運用業務に携わる者も、顧客本位の業務運営を行うことが金融庁によって義務づけられています。

株主総会で選任される会社の取締役や監査役も、任務の遂行にあたっては、自分の利益よりも株主全体の利益を第一にしなければなりません。

さらに、公務員もそういう意味では同様です。国民全体の利益を第一にして行動しなければなりません。

こういうさまざまな職業や任務を取りまとめて、英米法では、フィデュシアリー(fiduciary)と呼んでいます。日本語では、受託者とか受認者と呼んでいます。そしてフィデュシアリーには、本人から信じて託された強い力や権限があり、その権限をもっぱら本人の利益のために使わなければならない義務、フィデュシアリー・デューティー(受託者責任)を負っています。

「情報」と「リスク」

もう一歩踏み込んで、フィデュシアリーにおける「情報」と「リスク」について考えてみます。

フィデュシアリーは専門性の高いプロフェッショナルばかりです。いつも、情報はプロフェッショナルの側にたくさんあり、一般人の顧客の側には少ないのです。会社の取締役も会社の経営状態や業績見通しについては、株主よりもはるかに情報を豊富にもっています。医師と患者の関係においても同様です。片方に情報が偏っている状態を「情報の非対称性」と呼びます。

「リスク」についてみると、経営の失敗で会社が倒産すると株主は財産を失ってしまいますが、経営者には直接の損失はありません。手術が失敗すると、もちろん医療者もさまざまな痛手を受けますが、命や健康を失ってしまうのは、患者本人です。片方にリスクが偏っている状態を「リスクの非対称性」といいます。

フィデュシアリー関係とは、情報の非対称性とリスクの非対称性がいっしょに存在している状態なのです。

「利益相反」

受託者には、プロフェッショナルとして、たくさんの責任が課されています。説明責任はその第一歩です。情報が偏っていますから、適時に適切な説明をする必要があります。受託者は皆、守秘義務を負っています。また、本人の利益を第一に考える義務を負っています。

たとえば弁護士は、本人から相談を受けたとき、紛争の相手方が自分の顧問先であったら、最初にその事実を本人に開示して、受任を差し控える必要があります。

会社の取締役は、会社の競争相手になってはならないという規制があります。自分の会社の取引情報を使って、自分の会社の競争相手になることはアンフェアですし、株主の利益を損ないます。もともと競合する可能性のある他の会社の役員を兼務しているのであれば、選任される前にそのことを株主総会で開示しておく必要があります。

「本人の利益を第一に考える」ために、本人と利害が対立する可能性があるとき、つまり「利益相反」（ＣＯＩ　conflict of interest）があるときに、その事実を本人に告げる義務があるとされています。

ムーア事件

一九九〇年にカリフォルニア州最高裁判所がムーア事件（Moore v. Regents of University of California, 1990）について判決を出し、医学研究における「利益相反」の問題についての初めての判断を示しました。

ムーア氏は、一九七六年にヘアリー細胞白血病という白血病の中でも稀なタイプの疾患にかかっており、シアトルに在住しながら、ロスアンゼルスにあるカリフォルニア大学の医師のもとに通って、経過観察を受けていました。医師は、ムーア氏の血液や骨髄、脾臓の細胞を培養しており、細胞などについて特許をとって大きな経済的利益を上げました。

ムーア氏は自分の細胞や遺伝子配列が横領されたなど、多数の根拠を掲げてカリフォルニア州の裁判所に民事訴訟を起こし、一審は敗訴しましたが、二審は逆転勝訴。一九九〇年にカリフォルニア州最高裁判所は、横領などについては認めなかったものの、患者には自己決定権があること、患者から同意を得ようとするときは、患者の意思決定にとって重要な情報を開示する義務があることを前提として、次のような判決を下しました。

医師が医療上の処置について患者の同意を得ようとするときは、医師のフィデュシアリー・デューティーを満たして同意を得るために、患者の健康状態に無関係なものであったとしても、研究上の利益であれ経済上の利益であれ、医師の医療上の判断に影響を及ぼす可能性のある自分の利益を、患者に開示する義務がある。

一般的に、患者にとっての治療のリスクとベネフィットについて患者に説明して同意を得ることをインフォームド・コンセントと呼んできました。このときカリフォルニア州最高裁判所は、医師がフィデュシアリーであることを根拠として、医師にとっての研究上の利益や経済上の利益についても患者に説明する義務があるとしたのです。

経済的利益のバイアス

ムーア事件で示された考え方は、個々の医師患者関係をこえて、学術研究や発表、産学連携などにおいて浸透していきました。その一方で、医師が製薬企業から研究資金を受け取る産学連携がどんどん広がっていき、さらに、医師が特許をとったりベンチャー企業を立ち上げたりすることがアメリカでは推奨される時代になっていました（日本ではアメリカよりも二〇年以上遅れて、二〇〇三年の大学などの知財本部の設立、二〇〇四年の国立大学独法化などが行われるようになっています）。

医療を行うときであれ、学会発表をするときであれ、雑誌に論文を掲載するときであれ、医師の経済的な利益は、医師の判断や発表内容に隠れた影響を及ぼす可能性があります。医師の発言の背後に経済的な利害関係が隠れているときには、経済的利益によるバイアス（判断の偏り）が生じる可能性があります。患者も、学会の聴衆も、論文の読者も、それを割り引いて話を聴く必要があります。

そこで、医師は専門家であればあるほど影響力が大きく、信じて託された大きな力と情報をもっているフィデュシアリーなのだから、自分の個人的な利益についても「利益相反開示」として示す必要がある、という考え方が急速に広まっていきました。

昨今では、医学系の学会発表の際には、自分がどこの会社から研究費をもらっているかを研究内容の発表の前に最初のスライドで開示するということが広く行われるようになっています。

4　臨床研究法の制定と課題

相次ぐ研究不正

二〇〇六年に、「研究活動の不正行為への対応のガイドラインについて――研究活動の不正行為に関する特別委員会報告書」(平成一八年八月八日科学技術・学術審議会研究活動の不正行為に関する特別委員会)が策定され、文部科学省は、関係機関に対して特別委員会報告書を踏まえた厳格な対応を求めてきたとされています。

ところが、二〇一〇年代に入ると、研究に関する不正行為がさらに相次いで明るみに出るようになり、二〇一四年に文部科学大臣決定として「研究活動における不正行為への対応等に関するガイドライン」を公表しました。同ガイドラインの対象は「特定不正行為」と呼ばれており、次のように定義されています。

故意又は研究者としてわきまえるべき基本的な注意義務を著しく怠ったことによる、投稿論文など発表された研究成果の中に示されたデータや調査結果等の捏造、改ざん及び盗用である（以下「特定不正行為」という。）。

①捏　造：存在しないデータ、研究結果等を作成すること。

②改ざん：研究資料・機器・過程を変更する操作を行い、データ、研究活動によって得られた結果等を真正でないものに加工すること。

③盗　用：他の研究者のアイディア、分析・解析方法、データ、研究結果、論文又は用語を当該研究者の了解又は適切な表示なく流用すること。

医学分野の研究不正の刑事事件

医学に関する大規模臨床研究については、二〇一三年ごろから問題が顕在化した高血圧治療薬に関する事案についてがあり、厚生労働省は検討会を実施したうえで、二〇一四年に、A製薬会社の氏名不詳の社員を薬事法（現行の薬機法）六六条一項の誇大広告容疑で東京地方検察庁に告発しました。その後、B社員が逮捕され、A社とB社員が起訴されましたが、二〇一七年に東京地裁で無罪判決、二〇一八年に東京高裁で控訴棄却、二〇二一年六月二八日に最高裁で上告棄却の決定が出され、A社とB社員の無罪が確定しました。

最高裁決定では、一審がこれをおおむね認めたとする公訴事実が引用されましたので、ごくかいつまんで紹介します。A社のB社員は、A社の製造・販売する高血圧症治療薬Xの効果に関する大規模臨床研究において臨床データの解析を担当していたところ、A社の広告資材等に用いるため、薬剤Xを併用・追加投与した患者のグループで狭心症や脳卒中が統計上有意に少ないなどの虚偽のデータ等をまとめた図表を研究者に提供するなどして、海外に本店を置く雑誌社が発行する英文学術雑誌に誤った内容の論文投稿を掲載させた、とされています。

最高裁は、虚偽のデータが使われたことを認めつつも、これらは査読のある学術雑誌に掲載された学術論文であって、「同一分野の専門家らによる検証・批判にさらされ、批判的意見も含む議論を通じ、その内容の正当性が確認されていくことが性質上当然に予定されているもの」であるから、「本件各論文の本件各雑誌への掲載は、特定の医薬品の購入・処方等を促すための手段としてされた告知とはいえず、薬事法六六条一項の規制する行為に当たらないというべきである」との判断を示しました。

著名な刑法学者でもある山口厚裁判長は、補足意見の中で、「本件における学術論文の作成・投稿・掲載を広く同項による規制の対象とすることは、それらが学術活動の中核に属するものであり、加えて、同項が虚偽のみならず誇大な『記事の記述』をも規制対象とするものであることから、学術活動に無視し得ない萎縮効果をもたらし得ることになろう。それゆえ、その結果として、憲法が保障する学問の自由との関係で問題を生じさせることになる。このことを付言しておきたい」と述べました。

最高裁は、研究不正を広告規制によって処罰するという選択肢を選ばず、「同一分野の専門家らによる検証・批判」というアカデミアの本来の役割と学問の自由を重視した決定を出したとみることができると思います。

臨床研究法、認定臨床研究審査委員会、そして臨床研究中核病院

二〇一七年に臨床研究法が制定され、翌二〇一八年に施行されました。臨床研究法の内容は、臨床研究の実施に関する手続と、製薬企業等が講ずべき措置の二つにわかれます。

臨床研究の実施に関する手続については、「未承認適応外の医薬品等の臨床研究」と製薬企業等から資金提供を受けて実施される「当該製薬企業等の医薬品等の臨床研究」の二つを「特定臨床研究」と位置づけ、モニタリング・監査、利益相反管理、個人情報の保護、記録の保存

とともに、厚生労働大臣の認定を受けた「認定臨床研究審査委員会」の意見を聴いたうえで、研究実施計画を厚生労働大臣に提出することを義務づけました。

製薬企業に関しては、資金提供する際の契約締結と資金提供の情報等の公表を義務づけました。

認定臨床研究審査委員会は、二〇二一年一月末現在、全国で一二一か所あり、倫理委員会の地域拠点化の足掛かりはできたものと思われます。

また、人を対象とする生命科学、医学系研究に関する倫理指針が改訂されて、共同研究を行う場合に、かつては、関与する全研究機関(医療施設)での倫理審査が義務づけられていたところ、一か所の倫理審査で足りることになりました。

一九九二年の第二次医療法改正により、大学病院を含む特定機能病院には高度の医療技術を開発する機能が求められてきていました。さらに、二〇一四年の第六次医療法改正によって、日本発の革新的医薬品・医療機器の開発などに必要になる質の高い臨床研究を推進するため、国際水準の臨床研究や医師主導治験の中心的役割を担う病院を「臨床研究中核病院」として医療法に位置づけることになりました。二〇二三年四月現在で、全国一四か所が承認されています。

ＥＵの工夫

ＥＵは、二〇一四年のREGULATION(EU)No 536/2014において、二〇〇一年のＥＵ指令を廃止するとし、人に使用する医薬品・医療機器等の臨床試験に関する規定を改定しました。

ここでは、臨床研究(clinical study)、治験・臨床試験(clinical trial)以外の研究を非介入研究(non-interventional study)として区分し、治験・臨床試験の厳しい規制の対象外としています。

また、治験・臨床試験の定義を明確にし、普通の医療(normal clinical practice)とは異なる「事前の患者の割り付け」を行うこと、治験薬等の処方を行うこと、普通の医療に診断やモニタリング等の処置を付け加えること、などのいずれかの条件を満たすものを治験・臨床試験としました。

さらに、治験・臨床試験の中でも低介入(low-intervention)治験・臨床試験という規制緩和が行われるカテゴリーを設けました。治験薬が未承認であったとしても、すでに質の高いデータが科学雑誌で出版されている場合や、国や地域や施設の治療プロトコル(明文化された手順)や医療技術評価(ＨＴＡ　医療技術を医療経済的な側面等を含めて評価する技法)など、何か適切なエビデンスがあれば、低介入治験・臨床試験にあたるとしています。

低介入治験・臨床試験は、すでに承認されている医薬品を使う（ただし偽薬は不可）、出版されたエビデンスなどがある、そして、診断やモニタリング等の処置を付け加えるとしても追加的なリスクも安全に対する負担も最小限であればよい（ヘルシンキ宣言二八項参照）としています。この低介入治験・臨床試験とされることで、モニタリング、治験薬の管理、マスターファイルの整備、損失補償などの研究者にとって負担の重い事務手続の条項の規制が緩和されます。

ＥＵの臨床研究規制の特徴は、「研究」か「臨床」かという二分法の中で、迷ったら研究として規制するというベルモント・レポートの考え方をより細分化し、治験・臨床試験、低介入治験・臨床試験、その他の臨床研究というクラス分けをすることで、被験者のリスクや負担に応じて規制するという「比例原則」を実現しようとしているところにあるように思われます。

アメリカ、ＦＤＡの工夫

アメリカの医薬品規制当局であるＦＤＡにも、「研究目的の使用」（investigational use）という制度があります。

「適応拡大をする目的」「広告をする目的」など、製薬企業側の目的で行われる行為には薬事規制がかかりますが、医師が医療行為を行う意図で、エビデンスに基づいて自らの責任で医薬品などを使用しているときには、「研究目的の使用」として、治験・臨床試験としての厳しい規制を免れます。

ＦＤＡもＥＵ規制と同様に、治験・臨床試験の規制の一部緩和による合理化に取り組んでいるように思えます。

もともと薬事規制は医薬品の製造販売の審査であり、医薬品の製造販売を行う会社が規制の対象です。治験・臨床試験は、医薬品の製造販売業者が適応拡大をする目的などで行われるものだからこそ規制しているのであり、薬事規制は、医療現場での医師の医療行為そのものや、医療行為と不可分の研究を規制するものではないのです（日本でも薬事規制を拡大解釈すると、学問の自由との関係で憲法に抵触する問題を生じるのは、前出の研究不正に関する最高裁決定の山口裁判長の補足意見でも付言されているところです）。

元気の出る研究倫理を求めて

世界中のひとびとの命と健康を守る医薬品や医療技術を開発することは、医学研究者がみなめざしているところです。特に、ゲノム研究やデータ駆動型研究など、新しい方法が次々登場してくる中で、世界中の研究者が競い合って研究を進めています。

研究の国際競争の後ろには、研究倫理の国際協調があります。治験・臨床試験における被験者保護の基盤となっているＧＣＰは、ＩＣＨ（International Council for Harmonisation）という協議の場から生まれてきたので、ＩＣＨ－ＧＣＰとも呼ばれています。

ただ、海外との共同研究をよく知る研究者からは、日本の研究倫理と欧米の研究倫理を比較したときに、日本の研究倫理が必ずしも合理的ではないとの不満の声が聞かれるようになりました。患者のリスクや負担が小さい場合には規制を緩める「比例原則」が必ずしもうまく機能しておらず、諸外国のような例外規定の工夫が円滑には行われていない状況が背景にあるようです。

画期的な技術革新は、臨床現場の小さな観察研究の集積の中から生まれてきます。観察研究から、既存の治療法をグループごとに割り付ける介入研究、さらに新薬の候補となるような化学物質の投与など、安全性・有効性と科学的妥当性を一歩一歩確かめながら研究が進んでいきます。

ただ、日本の臨床研究の土台となる観察研究がしだいに活力を失いつつあるという懸念の声があります。その背景となっている要因は単純ではありません。国立大学独法化から約二〇年、税金から研究資金が分配される仕組みから、競争的資金や企業資金の獲得が目標とされるようになり、「大学発ベンチャー」に未来の希望が持たれたこともありましたが、研究不正のスキャンダルから臨床研究法への歩みは、日本の研究規制をより厳しいものにしました。

地味な観察研究ほど、資金不足と人手不足にあえいでいます。他方、現在は、どこの国の研究者が、どこの国の資本と組み、どこの国の市場をめざすか、国際的な流動化が進行しており、有望な研究シーズや研究者が海外に流出することも懸念されます。

観察研究から最先端の創薬まで、日本の研究の現場が活性化し、ひとびとの命と健康を守ることで世界のトップランナーになれるような、元気の出る研究倫理が求められています。

第7章　医療情報の利活用

1　医療情報の利活用は何をめざしているか

高度情報社会の医療

コンピュータどうしが世界規模でネットワークを築いたインターネットが広まり、多くの人が本格的に使い始めるのは、一九九〇年代後半です。インターネット上に膨大な情報が蓄積され、ひとびとのコミュニケーションにもｅメールやＳＮＳが大きな役割を果たすようになり、報道も学術研究も、ひとびとの市場での購買行動や求人求職活動も、ありとあらゆる行動がインターネット上で行われるようになりました。さらにグーグルなどの検索エンジンの進歩がインターネット上の情報の利活用を促進しました。

一方、インターネット上にプライバシーを含む個人情報が大量に蓄積されるようになるにつれて、個人データの保護が必要になり、日本でも二〇〇三年に「個人情報の保護に関する法律」(「個人情報保護法」)が制定されました。

医学研究においても、研究室や病院の中に限定された情報ではなく、「リアル・ワールド・データ」(現実世界の中のデータ)の有用性に医療関係者、行政関係者、そして一般市民までもが気づき始めました。たとえば、医薬品の有効性や安全性、副作用に関する情報は、病院で症例を集めて書かれた論文を待っているよりも、健康保険の診療報酬の支払いデータを分析するほうがよいのではと考え始めたのです。これによりX病の治療のためにAという薬を投薬した後、X病が治ったか、別のY病が発症したか、それぞれがどんな確率で起こるか、などの大づかみな傾向が迅速にわかるようになります。それは結果として、患者さんの役に立つようになると考えられます。

少数のデータよりも大量のデータ、すなわち「ビッグデータ」が、全体の傾向を拡大鏡のように映し出します。観察研究や介入研究(観察するだけでなく、検査や治療を付け加えたり、グループ分けして比較したりする研究)のこれまでの成果も、「ビッグデータ」として解析すると、研究成果の評価や統合ができ、より精度の高い治療法の選択や予後の予測ができるようになります。

さらに、医療機関ごとの外科の手術成績の評価も可能になりつつあります。手術の成功率だけをあげようとするのであれば、合併症の生じやすいむずかしい手術をやらなければよいのですが、医療の質の評価をするためには、どれくらい難易度の高い手術をどれくらいの成功率で完遂《かんすい》できているかが大切です。単純な成功率だけではなく、リスク補正後の成功率、長期予後などのデータを大量に蓄積して、施設ごとに比較していくことが必要です。

昨今一段と普及が進んでいる電子カルテは、診療情報そのものが電子データになっています。使いにくさが課題といわれていますが、課題を解決する情報学の技術も日進月歩です。病院を超えて電子カルテを連結していくことができれば、何百万人、何千万人の診療情報をまとめて検索できるようになります。健康診断のデータも電子データとして残っています。病気になる予測、治療の効果や合併症、副作用などがビッグデータの解析によって明らかになっていきます。こういう研究の仕方を「データ駆動型研究」(data driven research)といいます。ここに、単なる検索エンジンではなく、ＡＩ(人工知能)を投入すると、研究者のこれまでの固定観念を超えたさまざまなデータ間の関連性が見えてきます。

さらに、患者自身が自分の医療関連データをスマートフォンで入手して、たとえばスマートウォッチのようなデバイスで計測できる日常生活情報とつなぎあわせ、生活指導から診断治療までのアドバイスをしてくれるアプリを使いこなせたら、自分の健康を自分で守る「賢い患者」になる可能性もでてきます。しかし、そのためには、これらのデバイスを使いこなす必要がありますし、何よりも、個人情報を守る確かなセキュリティ対策、そして国としての政策が必須です。これらは、未来の夢物語ではありません。今、まさに世界各国が競い合って開発を進めている新しい時代の医療、高度情報社会の医療です。

医療情報とプライバシー

医療情報は、「私が病気になった」というものですから、「個人のプライバシー」です。それを知るのは基本的には家族などに限定されていますし、重い病気であれば、家族にも知らせるタイミングを迷い、職場に知らせることにも慎重にならざるを得ないこともあります。

他方、たとえば大学病院で診療を受ければ、診療・教育・研究の目的で、ときに一〇〇〇人を超える私の主治医以外の医師や医療スタッフ、学生・研究者が必要に応じて「私」の名前入りの診療情報を参照できます。カルテの情報から抜き出された診療報酬の請求は、「私」の情報として処理されていき、どのような診断と治療が行われたかということがわかります。「私」の「個人の秘密」は、守秘義務の壁に守られながら、たくさんの人の目に触れています。

プライバシー権については、大きくわけて二つの考え方があります。ひとつは「自己情報コントロール権」という考え方です。自分の個人情報については、誰に何を取得させ、どのように取り扱わせるかを自分で決めることができ、自分が「その個人情報は間違っている」と考えたら訂正を請求できるとするものです。理念としては、そうかもしれません。ただ、実際には、国や自治体が税金を徴収する例、国勢調査の例などを少し考えてみても、「自己情報コントロール権」はさまざまな場面で大きな制約を受けています。もうひとつは、「適正な自己情報の取り扱いを受ける権利」という考え方です。本人の同意があるかないか、本人の意思に適合するかどうかよりも、個人情報の取り扱いの「客観的適正さ」を中心とする考え方です(音無知展『プライバシー権の再構成』有斐閣に詳しい)。

個人情報の取り扱いには、多様な目的や結果があり、「収集・保存・共有・提供・利用・削除」といった「複線的な過程」があります。そのすべてを「個人の自己情報コントロール権」の名のもとに同意の有無に結びつけることには、制度、技術、現場の負担などの観点から、著しい困難があります。現実の中では、例外のほうが多くならざるを得ないとして、「個人の自己情報コントロール権」を原則と考えること自体に反対する学者の意見も国内外に多々あります。実際、個人情報保護法の規定も同意不要の例外が多数定められています。

医学研究について具体的にみれば、個人情報としてではなく一般化できる経験則として研究成果を発表するという情報の「出口」に着目して、リスクとベネフィットに応じて規制するという「比例原則」の考え方が、ここでも重要になります。個人の生命や健康のための利用、医療技術の開発や改良を含む公衆衛生のための利用など、医療情報の利活用には、ひとびとにとって重要な利益も含まれているからです。

アメリカでのAI開発の例

ハーバード大学のブリガムアンドウィミンズ病院に留学中の、医師でありAI研究者である八木隆一郎氏は、心エコーと関連づけた心電図の画像データ五万件を電子カルテから集めてディープラーニングで解析し、一見正常な心電図から微小な差を検出して、左心室収縮能、つまり心臓のポンプ機能を診断するAIを開発しています。これにより健康診断の段階で、心機能の低下をスクリーニングする有力な技術が生まれつつあります。同じグループでは、心アミロイドーシスなどの希少疾患を心電図から診断するAIも開発しています。

このような大規模なAI研究を一研究者ができる背景には、ハーバード大学関連病院のビッグデータ利活用の進展があります。ハーバード大学には関連約二〇病院のデータが一〇年分ほど、全体の数は利用者側からはわかりませんが、心電図だけで約三〇〇〇万人分のデータが蓄積されています。病院に申請を出し、個人情報に関する一時間ほどのビデオ講座を受講してテストに合格すると、匿名化されていない電子カルテのデータそのものにアクセス可能となっているとのことです。

また、このシステムを使えば、許可を受けた研究者は研究に必要なデータを簡単に集めてダウンロードできます。個別の研究についての病院や倫理委員会の許可や、患者の同意が不要なので、思いついたらすぐに研究でき、自宅のPCからでもアクセス可能ですから、研究の利便性を高めているとのことです。

もちろん、そのためには、情報インフラの形成、セキュリティの確保、手続・ルールの整備が必要です（後述の「アメリカのHIPAA」を参照）。

2　海外の法制度の動向

OECDで最下位といわれた日本

OECDは、二〇〇三年二月以来、Health Working Papersと呼ばれるシリーズを二〇一三

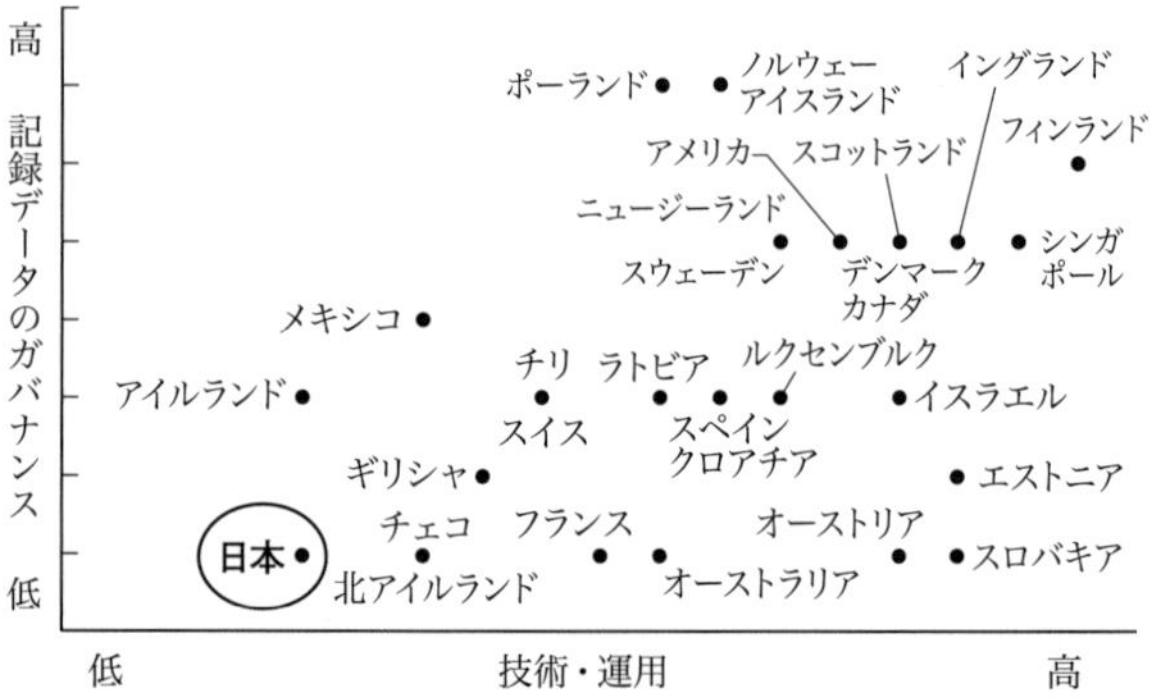

出典：Jillian Oderkirk, "Readiness of electronic health record systems to contribute to national health information and research", *OECD Health Working Papers*, No. 99, 04 Dec 2017 の fig. 5 を筆者一部改変.

図 7-1　OECD 諸国・地域の電子健康記録データのガバナンス(縦軸)と技術・運用(横軸)の準備状況

年四月現在一五四報出しています。

二〇一七年にOECDの健康部門のシニア・アナリストであるJillian Oderkirk氏が取りまとめた「各国の健康情報とリサーチに資する電子医療情報の準備状況」(Readiness of electronic health record systems to contribute to national health information and research)と題する報告書が発表されました。その報告書に掲載された、電子医療情報(EHR　医療機関の診断治療、検査・画像、個人の背景や基本情報等を含む)について、各国・地域の制度整備(データ・ガバナンス)の準備状況を縦軸に、技術・運用の準備状況を横軸にとって、比較したグラフは大きな話題を呼び、昨今の政策上の議論の場でもしばしば取り上げられています(図7-1)。

各国・地域ともに、データ・ガバナンスと技術・運用を競って整備していますが、日本は、この報告書ではいずれについてもOECD最下位と評価されていました。メキシコやギリシャにもかなり差をつけられており、シンガポールなどのIT先進国には遠く及ばない状況であると報告されていたのです。

日本では一億人を超える大集団が、ゆりかごから墓場まで医療介護のサービスを受け続け、年間四〇兆円を超える医療費を使いながら世界一の長寿と急速な高齢化の中で、病院の医療者たちは毎日大量の医療情報を電子カルテに記録しており、しかも、最先端のゲノム情報の解析まで行われています。そこから得られる発明・発見の種(シーズ)がどれほどあるかわかりません。資源の乏しい日本に残された最後のダイヤモンド鉱脈といっても過言ではありません。ただし、医療情報の利用によって不当な差別や偏見が生じないように十分留意すべきことはいうまでもありません。

患者自身への診療情報の提供

いま手元に、医療情報の利活用に関する海外の本が何冊かあります。そのうちの一冊は、台湾の台北市にある東呉大学の沈百荣(Bairong Shen)という学者が編集した『医療とビッグデータ・マネジメント』という二〇一七年の本です。この世界の進歩の速さからいうと、数年前の本は、ひと昔前の本といってもいいかもしれません。

その巻頭論文は、中国本土の蘇州大学の学者らが書いた、「精密医療の時代でどうやって賢い患者になるか」(How to become a smart patient in the Era of Precision Medicine?)という論文です。

患者には、ＩＴを通じて診療情報もゲノム情報も共有する、さらに、患者は日常生活の健康関連情報をスマートウォッチなどの携帯端末から付け加えていく、ＡＩや診断治療に関するアプリケーションがどんどん開発されているので患者にも共有する、臨床医と患者との関係は臨床医が一方的に診断するのではないＳＤＭ(shared decision making)が進展し、研究者にはより精密な患者情報がビッグデータとして共有されていく、というような内容が書かれています。

患者が自らの診療情報と生活情報を統合したデータをもち、そのデータを出し合ってビッグデータを形成し、そのビッグデータを患者と医療者がシェアすることで診断に活用し、さらに、研究者がビッグデータ上で診断モデル、予後予測モデルや生活習慣病への指導モデルなどを創出し、ＡＩやアプリとして患者や医療者に提供していくことが可能になります。

本来は、患者と医療者、医学研究者がともに、患者の情報をどのように利活用するかという視点が重要なはずです。日本では、「本人に自己情報コントロール権があるはずだ」という議論が先行し、同意原則をどこまで厳格に守るか、どこまで緩和するか、研究利用のための匿名化をどこまで厳格に行うか、などが長年論じられてきました。その一方で、患者自身は自分の医療情報をスマートフォンから見ることもできないし、別の病院にかかるときに自分の過去の医療情報を共有化することも進んでいません。

もちろん、医療情報の利活用が許容されるために、「本人の同意」は大切なひとつの要素ではあります。しかしそれがなければ研究への利活用ができない、ビッグデータの形成もできないなどという法制度は不合理であると思われます。セキュリティとプライバシー保護の技術や制度の整備とともに、「本人の同意」がなくとも医療情報の利活用ができる法制度が世界中で整備され、医療情報の利活用による恩恵が、医療においても学術・産業においても急速に拡大し続けています。患者にとっても医療者・研究者にとっても、「利活用」の仕組みづくりを急ぐ必要があります。

アメリカのＨＩＰＡＡ

アメリカの医療情報政策の基本を定めているのは、ＨＩＰＡＡ(Health Insurance Portability and Accountability Act of 1996)の定めるプライバシールールとセキュリティルール(医療情報の利活用のあらゆる場面で国の基準から評価ツールまで法令の根拠をもって整備されています）です。施行規則は二〇一三年まで改正が行われています。

二〇〇六年のアメリカ学術会議ＩＯＭレポートは、「研究」の重要性を強調し、「連邦議会は、健康に関する研究を行ううえでの健康情報の果たす重要な役割を認識し、プライバシー保護が研究者のデータへの持続的アクセスを妨げてはならないことの保証を求めた」としています。

ＩＯＭレポートが引用しているのは、「個人を特定できる情報のある種の使用は適切であり、個人のプライバシーの侵害にはならない」と明言した一九九六年の上院下院同文の連邦議会決議です。連邦議会は、プライバシーの侵害にはならない例として、「医療に関連する研究の実施のみを目的とする健康保険から研究機関への情報移転」を挙げ、「健康保険と医療提供者はアウトカム・リサーチ（引用者注　経済的効果も含む医療の結果研究）とイノベーションを追求し続けているのだから、医療データの情報交換と重層的利用が許されるべきである」としました。

ＨＩＰＡＡプライバシールールは、研究機関と研究機関でないものをわけて考えるというアプローチではなく、個人の同意のない個人情報の「研究」利用に道を開きました。ここでの研究とは、「一般化できる知識（generalizable knowledge）の発展に貢献するようデザインされた系統的調査」とされ、きわめて広い範囲をカバーしています。本人の同意がなくとも、施設内の倫理審査委員会の承認により個人の医療情報を「研究」のために利活用することができます。研究機関を限定しないで学術研究の自由を保障するというのは、ＥＵと同じアプローチです。

ＥＵの一般データ保護規則

ＥＵの個人情報保護の基本となっているのは一般データ保護規則（ＧＤＰＲ　general data protection regulation）ですが、ＧＤＰＲが学術研究を阻害しないように配慮していることについての条文を、いくつか紹介します。ＧＤＰＲは、各国の「法」によって、学問の白由とデータ保護の調和を図ることを義務づけており、ＧＤＰＲ自体で学問の自由を制約していません。学問の自由には、表現の自由および情報伝達の自由の両方が含まれています。

ＧＤＰＲの前文四項は、「個人データの取扱いは、人間に奉仕するために設計されるべきである。個人データ保護の権利は、絶対的な権利ではない。すなわち、それは、比例性原則（引用者注　個人情報保護委員会訳。比例原則と同義）に従い、社会におけるその機能との関係において判断されなければならず、かつ、他の基本的な権利とバランスのとれたものでなければならない」としています。

また、ＧＤＰＲの八五条は、報道、学術などについて、ＧＤＰＲの第二章（基本原則）、第三章（データ主体の権利）、第四章（管理者及び処理者）、第五章（第三国及び国際機関への個人データの移転）、第六章（独立監督機関）、第七章（協力と一貫性）および第九章（特別のデータ取扱いの状況）などの大部分の主要な規定に「例外又は特例を定めなければならない」としています。

医療については、GDPR自体に本人の同意なく要配慮個人情報が取り扱える例外がいくつも規定されて、特別扱いがなされています。たとえば、九条二項の（h）は、「EU法又は加盟国の国内法に基づき、又は、医療専門家との契約により、かつ、第三項に定める条件及び保護措置に従い、予防医学若しくは産業医学の目的のために、労働者の業務遂行能力の評価、医療上の診断、医療若しくは社会福祉又は治療の提供、又は、医療制度若しくは社会福祉制度及びそのサービス提供の管理のために取扱いが必要となる場合」について個別の同意は不要とされています。

この九条二項の（h）は、次で説明する九条二項の（i）とともに、九条二項の（a）の「同意」と並んで、個人情報の取り扱いの正当化根拠となっています。

九条二項の（i）では「データ主体の権利及び自由、特に、職務上の秘密を保護するための適切かつ個別の措置に関して定めるEU法又は加盟国の国内法に基づき、健康に対する国境を越える重大な脅威から保護すること、又は、医療及び医薬品若しくは医療機器の高い水準の品質及び安全性を確保することのような、公衆衛生の分野において、公共の利益を理由とする取扱いが必要となる場合」について同意不要とされています。前段はパンデミックのような状況での個人情報の取り扱いについて、後段は医療、医薬品、医療機器の品質と安全性の確保について、いずれも「公衆衛生」の分野であるとしています。

「公衆衛生」ということばが広い意味で使われていることも、特徴です。ＧＤＰＲ前文(五四項)では「特別な種類の個人データの取扱いは、データ主体の同意なしに、公衆衛生の分野における公共の利益を理由として、必要となることがある」としたうえで、「『公衆衛生』とは、健康に関する全ての要素、換言すると、健康状態のこととして解釈されなければならない。それは、疾病率及び障害、健康状態に影響を与える素因、医療の必要性、医療に割り当てられる資源、医療の提供及び医療へのユニバーサルアクセス、並びに、医療の支出及び資金手当、そして、死亡原因を含む」とされています。

ただ、同意のない場合には、その範囲について、規律が必要です。その代表的なキーワードは「合理的な期待」(reasonable expectation)です。もともと、本人の「同意」というのは、客観的に不合理であっても自分で決めるところに意味があります(このことは、意思決定支援に関連して第4章で説明しました)。これに対して、「合理的な期待」は、ひとりひとりの主観的な判断に基づく同意とは別に、客観的な合理性に基づく判断を個人情報の利活用に導入するものです。プライバシーやセキュリティが守られている限り、医療情報を医師が研修や教育、研究に利活用していくことは、多くの患者にとって想定の範囲内だと思います。また、公衆衛生全体にとってのメリット・デメリットのバランスまで考慮して、医療情報の利活用によってひとびとが享受する利益が大きければ、その利用のあり方は「公共の福祉」に適合するといえます。

ＧＤＰＲの前文(四七項)は、「個人データの開示を受けうる管理者の正当な利益を含め、管理者又は第三者の正当な利益は、データ主体と管理者との関係に基づくデータ主体の合理的な期待を考慮に入れた上で、データ主体の利益又は基本的な権利及び自由を覆すものとならない場合に、取扱いのための法的根拠を提供しうる」としています。

3　個人情報保護法と次世代医療基盤法

日本の個人情報保護法

個人情報の保護に関する法律、いわゆる個人情報保護法は二〇〇三年に成立し、二〇〇五年に全面施行となりました。制定後に社会のＩＴ化は急速に進展していき、二〇一五年の改正法が二〇一七年に全面施行となりました。国際的な動向や情報通信技術の進展、そして二〇一五年の改正法の明記した新産業の創出・発展の状況等を考慮して、三年ごとの見直し規定がおかれ、二〇二〇年には仮名加工情報制度の創設を含む改正法が、二〇二一年には官民一元化と医療分野と医学研究分野における規定の「緻密化」などを含む改正法が成立しました。二〇二二年四月に二〇二〇年の改正法は全面施行され、二〇二一年の改正法は地方部分を除き施行されました。

個人情報保護法一条は、次のように定めています。

この法律は、デジタル社会の進展に伴い個人情報の利用が著しく拡大していることに鑑み、個人情報の適正な取扱いに関し、基本理念及び政府による基本方針の作成その他の個人情報の保護に関する施策の基本となる事項を定め、国及び地方公共団体の責務等を明らかにし、個人情報を取り扱う事業者及び行政機関等についてこれらの特性に応じて遵守すべき義務等を定めるとともに、個人情報保護委員会を設置することにより、行政機関等の事務及び事業の適正かつ円滑な運営を図り、並びに個人情報の適正かつ効果的な活用が新たな産業の創出並びに活力ある経済社会及び豊かな国民生活の実現に資するものであることその他の個人情報の有用性に配慮しつつ、個人の権利利益を保護することを目的とする。

傍線の部分は、二〇一五年の改正法で挿入されて以来、維持されています。個人情報の利活用には、新産業の創出も期待されています。

同意原則とその例外

個人情報保護法一八条は利用目的と個人情報の取り扱いについて、二〇条二項は病歴などの要配慮個人情報の取得について、二七条は個人データの第三者提供について、それぞれ、あらかじめ本人の同意を得ることを要件としているので、これらの規定は、「同意原則」と呼ばれています。

ただ、個人情報保護法では、同意原則の例外が非常に広く認められています。一八条、二〇条、二七条のいずれにおいても、例外規定の表現が酷似していますから、ここでは二七条の「次に掲げる場合」とされる例外規定を紹介します。

一　法令に基づく場合。
二　人の生命、身体又は財産の保護のために必要がある場合であって、本人の同意を得ることが困難であるとき。
三　公衆衛生の向上又は児童の健全な育成の推進のために特に必要がある場合であって、

本人の同意を得ることが困難であるとき。
四　国の機関若しくは地方公共団体又はその委託を受けた者が法令の定める事務を遂行することに対して協力する必要がある場合であって、本人の同意を得ることにより当該事務の遂行に支障を及ぼすおそれがあるとき。
五　当該個人情報取扱事業者が学術研究機関等である場合であって、当該個人データの提供が学術研究の成果の公表又は教授のためやむを得ないとき(個人の権利利益を不当に侵害するおそれがある場合を除く。)。
六　当該個人情報取扱事業者が学術研究機関等である場合であって、当該個人データを学術研究目的で提供する必要があるとき(当該個人データを提供する目的の一部が学術研究目的である場合を含み、個人の権利利益を不当に侵害するおそれがある場合を除く。)(当該個人情報取扱事業者と当該第三者が共同して学術研究を行う場合に限る。)。
七　当該第三者が学術研究機関等である場合であって、当該第三者が当該個人データを学術研究目的で取り扱う必要があるとき(当該個人データを取り扱う目的の一部が学術研究目的である場合を含み、個人の権利利益を不当に侵害するおそれがある場合を除く。)。

このように、法令、人の生命身体、公衆衛生や児童の健全育成、国の機関等、そして学術研究機関など、医療情報の利活用にかかわりの深い項目が、一八条、二〇条、二七条に同意不要の例外として列挙されています。

実は、二〇二一年の改正法までは、旧法七六条一項において報道機関や「著述を業として行う者」の次に、「三　大学その他の学術研究を目的とする機関若しくは団体又はそれらに属する者　学術研究の用に供する目的」の場合に個人情報取扱事業者の義務を定める個人情報保護法第四章の規定が適用されないという条項が入っていたのですが、二〇二一年の改正法で削除されました。

なお、五九条には学術研究機関等の責務に関する規定が新設されました。

個人情報取扱事業者である学術研究機関等は、学術研究目的で行う個人情報の取扱いについて、この法律の規定を遵守するとともに、その適正を確保するために必要な措置を自ら講じ、かつ、当該措置の内容を公表するよう努めなければならない。

学術研究機関等の中には大学附属病院などが含まれ、個人情報の漏洩等の防止のための安全管理義務等を外すわけにはいかないという判断から、報道機関等にはない「この法律の規定を遵守」という条項が入れられていると思われます。

次世代医療基盤法

個人情報保護法二条六項は、「特定の個人を識別することができないように個人情報を加工して得られる個人に関する情報であって、当該個人情報を復元することができないようにしたもの」を匿名加工情報としています。

同意を得たときに利用できることをオプトインといい、逆に、求めがあったら利用を停止することをオプトアウトといいます。一般に匿名加工情報についてはオプトアウトを認める法律の規定があるのですが、病歴のような要配慮個人情報には適用がありません。医療では患者の同意を得てオプトインしてもらうためには、多大な時間と労力がかかります。医療・医学研究の情報基盤を作っていくために、匿名加工医療情報をオプトアウトで利活用できるようにする必要があると考えられ、医療分野の研究開発に資するための匿名加工医療情報に関する法律（「次世代医療基盤法」）が二〇一七年に公布され、二〇一八年に施行されました。

「医療分野の研究開発に資するための匿名加工医療情報に関し、匿名加工医療情報作成事業を行う者の認定、医療情報及び匿名加工医療情報等の取扱いに関する規制等を定めることにより」、国が認定した匿名加工医療情報作成事業者が、医療機関から電子カルテ情報などの提供を受けて医療情報のデータベースを作り、本人からの停止の求めがない限り、第三者提供ができる仕組みを作ることによって、「健康・医療に関する先端的研究開発及び新産業創出を促進し、もって健康長寿社会の形成に資することを目的とする」(一条)とされています。

ただ、「匿名加工医療情報」は、当該個人情報を復元することができないようにしたもの(二条三項)とされているため、医療研究の現場ニーズに的確に応えているとはいいがたく、匿名化のあり方の検討が必要であることがかねて指摘されてきました。その具体例は、「①希少な症例についてのデータ提供」(希少なX病でY病院の診療を受けている患者はAさんだけなので匿名化にならない)、「②同一対象群に関する継続的・発展的なデータ提供」(Bさんの医療情報を匿名化すると、その後のBさんの経過が追跡できない)、「③薬事目的利用の前提であるデータの真正性を確保するための元データに立ち返った検証」(匿名化すると、そのとおりの内容のカルテ情報が本当にあるかどうかを確認できない)などでした(「 」の中は内閣府「次世代医療基盤法の見直しについて」による)。

また、「多様な医療情報との連結・収集」にも課題があるとされてきました。たとえば、厚生労働省はNDB(レセプト情報・特定健診等情報データベース)から汎用性の高い基礎的な情報の集計表を作成し、「NDBオープンデータ」として公表しています。そのNDBとの連結解析が可能になれば、「次世代医療基盤法認定事業者がデータを保有している病院への受診(入院)

前後に、他の診療所などでどのような受診をしたかを把握でき、より精緻な研究開発が可能となる」（前資料）などの例が挙げられています。

今後への期待

次世代医療基盤法を改正する法律案が二〇二三年五月一七日に参議院本会議で可決成立し、五月二六日に公布されました。法律の題名も「医療分野の研究開発に資するための匿名加工医療情報及び仮名加工医療情報に関する法律」と改められ、目次も内容も改められました。附則一条により、施行は公布の日から一年を超えない範囲内で、政令で定める日とされましたが、附則二条により、政府は施行以前に「新法」についての「基本方針の変更及びその公表をすることができる」とされています。

内閣府主管のこの法律の概要は、「健康・医療に関する先端的研究開発及び新産業創出の促進を図るため、医療情報に含まれる記述等の削除等により他の情報と照合しない限り特定の個人を識別することができないように加工した仮名加工医療情報の取扱いに関する規定を整備するとともに、匿名加工医療情報を匿名医療保険等関連情報等と連結して利用することができる状態で提供するための仕組みの創設、国が実施する匿名加工医療情報及び仮名加工医療情報に関する施策への協力に関する医療情報取扱事業者の責務規定の創設等の措置を講ずるもの」とされていました。新法では、新たに、「仮名加工医療情報」や「連結可能匿名加工医療情報」などの規定も新設されました。今後、政府の基本方針などが整備されていきます。

医療情報の利活用について、科学・産業政策と国際競争を考慮した合理的な政策の充実が必要です。また、「医薬敗戦」とまで言われる今の日本の医学研究や医薬品開発などの危機的な状況も含め、国民全体に、データ駆動型研究が大きく発展しつつある中での医療情報の利活用の重要性と、医療・医薬品・医療機器の技術開発による医療の質と効率の向上への寄与を具体的に伝えていく必要があります。

それには、医療機関が取得した情報は、プライバシーが興味本位に取り扱われることなく、真摯な研究開発に利活用されていくのだという信頼と合理的な期待の形成が必要です。それらを通じて、個人情報保護法一条が定めるとおり、「個人情報の適正かつ効果的な活用が新たな産業の創出並びに活力ある経済社会及び豊かな国民生活の実現」に資することが可能になると思われます。

二〇二四年五月二一日に、ＥＵのＡＩ法が成立しました。データ基盤の形成からＡＩの社会実装に至るまで、プライバシーや著作権の保護、公衆衛生の確保など広範な検討が必要です。

おわりに

個人の自由の世界と公共の福祉の世界のはざまで、医療と介護がどのようにバランスをとりながら発展し、さまざまな課題に向き合っているかをお話ししてきましたが、二〇二〇年春からの新型コロナウイルス感染症によるパンデミックは、個人の自由と感染症対策が鋭く拮抗《きっこう》することをひとびとに改めて認識させました。

「感染症の予防及び感染症の患者に対する医療に関する法律」（感染症法）は、感染症の類型ごとに、都道府県知事に公権力の行使としての行政措置の多様な権限を与えています。感染症はそれぞれ、重篤さや感染力が異なります。新型コロナウイルス感染症は、二〇二三年五月七日まで二類相当に位置づけられていましたので、都道府県知事には患者に入院を指示する権限があり、期間制限は法令によって定められています。

新型コロナウイルス感染症の医療は、二類相当に位置づけられていた間は、通常の「同意に基づく医療」とは異なる性質の医療でした。入院や宿泊療養、自宅療養が法的根拠に基づいて行われるようになっており、感染の有無を判別するPCR検査についても行政検査が原則とされていました。

感染症に関する法制度については、「らい予防法」による人権侵害の歴史がありました。

ハンセン病に対する非科学的な偏見に基づいて、公権力によって過剰な隔離だけでなく、「断種」、すなわち生殖の否定までもが行われていました。らい予防法は、二〇〇一年五月一一日の熊本地方裁判所判決によって、法律自体が憲法違反であり、憲法違反の法律をそのままにしてきたことについて、国にハンセン病患者・元患者らに対する損害賠償が命じられました。

生涯にわたる隔離や断種など、科学的根拠をもたない不合理な強制措置が、二〇世紀末まで継続していたことについて、医療者も法制度を運用する者も、深く頭を垂れて、歴史から学ばなければならないと思います。

公権力の行使と個人の自由の制限を科学的な根拠に基づくものとするとともに、感染症法三四条が定めるとおり、公権力の行使は「感染症の発生を予防し、又はそのまん延を防止するため必要な最小限度のものでなければならない」のです。

「新型インフルエンザ等対策特別措置法」(特措法)は、その一条で「新型インフルエンザ等の発生時において国民の生命及び健康を保護し、並びに国民生活及び国民経済に及ぼす影響が最小となるようにすることを目的とする」と定めるとおり、生命・健康と生活・経済のバランスをとることをその任務とする、たいへん珍しい法律です。

感染症法が、患者の治療と感染拡大の予防に焦点が絞られていることと比較すると、特措法はきわめて広範囲にわたってひとびとの生活に規制を加えることができます。特措法五条は、「国民の自由と権利に制限が加えられるときであっても、その制限は当該新型インフルエンザ等対策を実施するため必要最小限のものでなければならない」と定めています。

感染症法は感染症の重篤さと感染力に着目し、特措法はまん延状況や病床の逼迫に着目して、それらに比例した対策が行われます。第6章の研究倫理や第7章の医療情報の利活用でも説明したとおり、感染症対策においても科学的根拠に基づく「比例原則」が重要です。

世界保健機関（ＷＨＯ）が緊急事態（ＰＨＥＩＣ　public health emergency of international concern）を宣言したのは、二〇二〇年一月三〇日でした。そして二〇二三年五月五日にＷＨＯは、国際保健規則緊急委員会（International Health Regulations（2005）（IHR）Emergency Committee）の意見を受けて、緊急事態宣言の終了を発表しました。

新型コロナウイルス感染症のパンデミックによって、疾患の広がりにおいても、治療予防に関する研究開発や実践においても、国際化と情報化が進展していることを痛感させられました。

＊

医療と介護の法律をひととおり概観してきて、三つのジレンマに気づきます。

第一は、「最低限と最善」です。

憲法二五条は「健康で文化的な最低限度の生活を営む権利を有する」と規定しており、医療もまた社会保障のひとつですから、少なくとも最低限のレベルは確保されなければなりません。

他方、最高裁判所第一小法廷一九六一年二月一六日判決は、「いやしくも人の生命及び健康を管理すべき業務（医業）に従事する者は、その業務の性質に照し、危険防止のために実験上必要とされる最善の注意義務を要求されるのは、已むを得ないところといわざるを得ない」と判示しています（「実験上」というのは、実際の経験上という意味です）。

患者は最善の医療を求め、医療者は最善を尽くそうと努力してきましたが、これからがいよいよ医療と介護の正念場です。少子高齢化、医療の情報化と効率化の成否、そして日本経済の動向など、さまざまな要因の影響を受けながら、最低限と最善の間を制度が揺れ動き、急速に変化していくものと思われます。

第二は、「自由と公共」です。

経済用語で、部分最適と全体最適と言い換えてもいいかもしれません。個人には自己決定権があり、どのような治療を受けるのも拒否するのも自由なはずです。他方、医療制度は、公共の福祉の中核をなすものです。そのため、国の経済財政政策の中で、どれほどの資源を医療に投資するかが課題です。介護福祉など他のサービスと連携させながら「効率化」を図っていかなければ、超高齢社会は乗り切れません。また、人生の最終段階の医療は、本人・近親者や親しい友人などまで含む近縁の者と、医療と介護に携わる者が日々ともに歩む中で、穏やかな語り合いによる納得の積み重ねが何よりも重要になっています。

第三は、「合理と不合理」です。

障害者の意思決定支援は、たとえ周りの人がそれを不合理であると考えても、当事者本人が自分で決めるということ自体に価値を見いだすものであり、国際条約を契機として日本もようやくその一歩を踏み出したところです。自由は人間の尊厳そのものです。

他方、医療のサービス提供や医療情報の利活用は、迅速・的確で合理的なものでなければなりません。生命健康のかかわる法制度は、あらゆる場面で、ひとりひとりの人の思いと科学的合理性・経済的合理性が、ぎりぎりのところで拮抗しています。

地域医療計画・地域包括ケアの中で、医療・介護システムの合理性と効率性がこれからますます問われていきます。また、医療情報の利活用について、国民の「合理的期待」を背負いながら、患者を中心とした情報共有と医療情報基盤の再構築が喫緊の課題となっています。

第7章で述べたとおり、二〇二三年五月二六日には次世代医療基盤法の新法が公布され、「仮名加工医療情報」や「連結可能匿名加工医療情報」などの規定が新設されました。

＊

医療と介護は、生病老死のすべてと向き合いながら、個人の自由と公共の福祉の精妙なバランスの上に成り立っています。ケインズ・ベヴァリッジ型福祉国家の構想は、経済成長と社会保障を車の両輪としてきました。しかし、バブル経済崩壊後の日本経済の低迷と、急速に進む少子化、超高齢社会の到来が、社会保障制度の根幹を揺るがしています。

また、本書では触れることができませんでしたが、ジェンダーについての社会状況の変化と相まって、生殖補助医療や性別適合手術などの医療技術の発達は、夫婦・親子など家族に関する法制度に変革を迫っています。

ところが、公権力の強制をともなう「法」(「ハード・ロー」hard law と呼ばれます)の制定は容易ではなく、これらの分野では、たとえば日本産科婦人科学会の会告やガイドラインなど、公権力の強制をともなわない自主的ルール(「ソフト・ロー」soft lawと呼ばれます)によって規律されているものが多々あります。ソフト・ローは、終末期医療、研究倫理、医療情報の利活用など、さまざまな分野に広がっています。

ＡＩの医療への利活用についても、本書では触れられませんでしたが、ハード・ローとソフト・ローの交錯する分野です。二〇二二年三月に日本医師会生命倫理懇談会答申「『医療ＡＩの加速度的な進展をふまえた生命倫理の問題』について」が出されており、筆者も委員として取りまとめに参画しました。

ＡＩの生み出すソフトウェア医療機器(ＳａＭＤ《サムディ》 Software as a Medical Device)の薬機法上の承認の手法は発展途上です。ＡＩが医療現場で学習し続けることを踏まえた評価の枠組みの再構築の必要性について、アメリカのＦＤＡがＧＭＬＰ(Good Machine Learning Practice)を提唱するなどの検討が進められています。ユネスコのＳＨＳ(the social and human sciences commission)は、比例性と無害、セキュリティと安全性をはじめとする一〇の原則、五つの政策分野を網羅する報告書を二〇二一年一一月二二日に発表しましたが、対話型ＡＩの急速な進歩と普及にともない、さらなる法的・倫理的な対応が必要となっています。

ひとびとの生の始まりから死に至るまで、「ハード・ロー」と「ソフト・ロー」のバランスをどうするかが、これからの課題となっています。

医療と介護に関する法制度は、「法」と公権力の行使のあり方、広く言えば、国家そのものについても、それは何のためにあるのか、どこまでを公権力の行使の範囲とし、どこからを個人の自由に委ねるのか、という根源的な問いを発しています。

第1章の図1-1で、官の世界と民の世界の間に「?」をつけたところがあります。制度の骨格を定めるハード・ローは重要ですが、たとえば終末期医療のように新しい法の制定が困難をきわめているときに、今までどおりの刑事処罰も妥当とは言えず、他方、個人の自由に委ねることもためらわれます。

ハード・ローと個人の自由の間に、ひとびとが、「普通の人」も「専門家」もともに手を携えて穏やかに話し合い、「ソフト・ロー」を作り出していく場を制度として用意するなどの工夫が必要です。ただ、ソフト・ローは白黒をはっきりつけられないあいまいさがありますし、同調圧力の強い日本社会では、法的強制力のないはずのガイダンスやガイドラインがいつの間にか法律より厳しい過剰な岩盤規制に変貌してしまうことがあるので、この点にも注意が必要です。

＊

医療と介護は、すべての人の暮らしを支えています。だから、その法制度のあり方についても、すべての人の思いと願いが意見として反映されなければならないのです。ところが、「法」は国家という装置を制御するための特殊な「プログラム言語」で書かれているため、「はじめに」でも述べたように、法律の条文も判決文も、その意味を読み解いていくことは容易ではありません。

たとえば、人権と公共の福祉のバランスをとることは重要です。

私が留学したシカゴ大学のロースクールでは、一年生の最初の講義において、balancing test というテーマで、法律学をこれから学ぼうとする初心者の学生たちが、本当に人権と公共の福祉が比較できるのだろうか、天秤に載せるといっても個数の違うりんごとみかんの重さを比べても意味がない、比較の基準とはなんだろうか、balancing test といっても結局は裁判官や立法者の主観に過ぎないのではないか、ということを実にのびのびと議論していました。

他方、日本の法学部では、「比較衡量論」という聞いたことのないようなことばが使われ、自分たちのルールを作るためなのに、外国語を学習するような専門用語との格闘が始まります。

この背景には、近代の法制度を外国法の輸入に頼ってきた日本の法学の歴史があります。

バブル経済崩壊後の私たちは、平成から令和の大立法期の真っただ中にいます。高度経済成長を前提とした法制度に大きな変革が求められています。刑事裁判には裁判員制度という市民参加の仕組みが取り入れられ、民事裁判にも民間の専門家の関与や、民間の紛争解決手続の利活用が促進されるようになりました。医療と介護の法律にも、大きな改革が次々に行われています。

単純な外国法の輸入ではない制度構築が求められる一方、たとえば、治験や臨床研究、医療情報の利活用などの法制度をみても、法制度そのものが国際競争と国際協調のはざまで揺れ動いています。

日本独自の進化を続けてきた医療と介護の法制度と生命倫理は、すべての人の毎日の暮らしに大きな影響を与えながら、変化を迫られています。だからこそ、複雑な医療と介護の法制度を普通のことばで読み解き、「普通の人」と「専門家」がそれぞれの立場から医療と介護の未来を話し合う場が必要です。

患者のための医療とは何かを考えつつ、科学的な根拠をわかりやすいことばで共有しながら、超高齢社会の実情に見合う「ハード・ロー」や「ソフト・ロー」を工夫し、規制と自由のバランスを考えていくことが求められています。

多くの人が大きな見取り図を共有しながらともに考えていくために、小著が少しでもお役に立つことができればと願っています。

なお、本書の執筆にあたって参考にした文献などはこの本の最後にまとめてあります。また、筆者が以前に他の共著・単著の書籍・論文などで書いたものも内容的には含まれていますが、今回、一般の読者に広くお読みいただくことを想定して、新たに書き下ろしました。

二〇二三年六月

児玉安司

主な参考・引用文献

全般について

樋口範雄、土屋裕子編『生命倫理と法』弘文堂、2005年
樋口範雄、岩田太編『生命倫理と法II』弘文堂、2007年
樋口範雄『医療と法を考える――救急車と正義』有斐閣、2007年
――『続・医療と法を考える――終末期医療ガイドライン』有斐閣、2008年
畔柳達雄『医療と法の交錯――医療倫理・医療紛争の解決』商事法務、2012年
樋口範雄編著『ケース・スタディ生命倫理と法』(第2版)、有斐閣、2012年
米村滋人『医事法講義』日本評論社、2016年
池上直己『日本の医療と介護――歴史と構造、そして改革の方向性』日本経済新聞出版社、2017年
手嶋豊『医事法入門』(第5版)有斐閣アルマ、2018年
高橋和之他編『法律学小辞典』(第5版)有斐閣、2016年
法令用語研究会編『法律用語辞典』(第5版)有斐閣、2020年

はじめに

田中滋「高齢社会――自助・互助・共助・公助のコラボレーション」『生活福祉研究』79号、2011年12月　https://www.myri.co.jp/publication/myilw/pdf/myilw_no79_feature_1.pdf
Beveridge Report, officially entitled Social Insurance and Allied Services (Cmd. 6404), 1942
塩野谷祐一、鈴村興太郎、後藤玲子編『福祉の公共哲学』東京大学出版会、2004年

第1章

芦部信喜、高橋和之補訂『憲法』第七版、岩波書店、2019年
佐藤幸治『憲法』(現代法律学講座)青林書院新社、1984年
猪飼周平「日本における医師のキャリア――医局制度における日本の医師卒後教育の構造分析」『季刊社会保障研究』36巻2号、2000年
――「明治期日本における開業医集団の成立――専門医と一般医の身分分離構造を欠く日本的医師集団の源流」『大原社会問題研究所雑誌』511号、2001年

――『病院の世紀の理論』有斐閣、2010 年
社会保険研究所『医療法の解説』社会保険研究所、2015 年
医療法制研究会『第五次改正医療法　改正法と主要関連法新旧対照表』中央法規出版、2006 年
川渕孝一『第六次医療法改正のポイントと対応戦略 60』日本医療企画、2014 年
中央法規『第六次改正医療法の解説　2025 年に向けた医療提供体制の改革の全体像』中央法規出版、2015 年
「良質な医療を提供する体制の確立を図るための医療法等の一部を改正する法律の一部の施行について」平成 19 年 3 月 30 日医政発第 0330010 号各都道府県知事あて厚生労働省医政局長通知
平沼直人『医師法 第 2 版――逐条解説と判例・通達』民事法研究会、2021 年
――『医療法――逐条解説と判例・通達』民事法研究会、2023 年

第 2 章

Charles Vincent（相馬孝博、藤澤由和訳）『患者安全』（原書第 2 版）篠原出版新社、2015 年
山岸俊男『信頼の構造――こころと社会の進化ゲーム』東京大学出版会、1998 年
ニクラス・ルーマン（大庭健、正村俊之訳）『信頼――社会的な複雑性の縮減メカニズム』勁草書房、1990 年
山内豊明訳『JCAHO 医療における質改善入門』医学書院、1999 年
中島和江、児玉安司『ヘルスケアリスクマネジメント――医療事故防止から診療記録開示まで』医学書院、2000 年
Institute of Medicine Committee on Quality of Health Care in America, *To Err Is Human: Building a Safer Health System*, National Academy of Sciences, Institute of Medicine, the United States, 2000（医療ジャーナリスト協会訳『人は誰でも間違える――より安全な医療システムを目指して』日本評論社、2000 年）
厚生労働省医療安全対策検討会議「医療安全推進総合対策～医療事故を未然に防止するために～」2002 年　https://www.mhlw.go.jp/content/10800000/000907975.pdf　閲覧 2023 年 6 月 5 日
厚生労働省医療安全対策検討会議「今後の医療安全対策について」2005 年　https://www.mhlw.go.jp/topics/bukyoku/isei/i-anzen/3/kongo/02.html　閲覧 2023 年 6 月 5 日
南立宏一郎、小川祥子、児玉安司「米国における医療安全及び医師再教育制度に関する研究」公益財団法人ファイザーヘルスリサーチ振

興財団助成、平成26年度国際共同研究
甲斐克則編『医療安全と医事法』(医事法講座　第11巻)、信山社、2021年
飯田英男他『刑事医療過誤』判例タイムズ社、2001年
飯田英男『刑事医療過誤II』判例タイムズ社、2006年
――『刑事医療過誤II［増補版］』判例タイムズ社、2007年
永井裕之『断罪された「医療事故隠し」』あけび書房、2007年
山口厚『刑法入門』岩波新書、2008年
中島和江、児玉安司編『医療安全ことはじめ』医学書院、2010年
児玉安司「医療現場からみた医療安全・医事紛争の10年――1999年から2006年までの3つの物語をめぐって」『ジュリスト』1396号34〜43ページ、有斐閣、2010年
岩田太編著『患者の権利と医療の安全――医療と法のあり方を問い直す』ミネルヴァ書房、2011年
山口徹他「死因究明のさらなる向上を目指して」『日本内科学会雑誌』102巻9号、2013年9月10日
エリック・ホルナゲル他編著(中島和江訳)『レジリエント・ヘルスケア――複雑適応システムを制御する』大阪大学出版会、2015年
豊田郁子『増補新版 うそをつかない医療――患者と医療者をつなぐ仕事』亜紀書房、2016年
小松秀樹『医療崩壊――「立ち去り型サボタージュ」とは何か』朝日新聞社、2006年
大坪寛子他「特集2　医療事故調査制度の施行」『自由と正義』66巻9号、日本弁護士連合会、2015年9月
「平成31年度版　死亡診断書(死体検案書)記入マニュアルの追補について」平成31年4月24日各都道府県衛生主管部(局)あて厚生労働省医政局医事課政策統括官付参事官付人口動態・保健社会統計室事務連絡

第3章

J.マーク・ラムザイヤー『法と経済学――日本法の経済分析』弘文堂、1990年
レビン小林久子『調停者ハンドブック――調停の理念と技法』信山社出版、1998年
畔柳達雄、児玉安司、樋口範雄編『医療の法律相談』有斐閣、2008年
鈴木利廣監修、医療問題弁護団編『医療事故の法律相談』学陽書房、2009年

日本弁護士連合会ADR(裁判外紛争解決機関)センター編『医療紛争解決とADR』弘文堂、2011年
仲裁ADR法学会、明治大学法科大学院編『別冊仲裁とADR——ADRの実際と展望』商事法務、2014年
渡辺千原『訴訟と専門知——科学技術時代における裁判の役割とその変容』日本評論社、2018年
福田剛久他「東京地裁医療集中部20年を迎えて——その到達点と課題(1)(2)」『判例タイムズ』1495号6月号および1947号8月号、2022年

第4章

アマルティア・セン(鈴村興太郎訳)『福祉の経済学——財と潜在能力』岩波書店、1988年
大曽根寛「フランスにおける成年後見の実際」1998年8月6日　https://www.normanet.ne.jp/~vocreha/block/04/ressay/essay1.html(閲覧日2023年5月28日)
アマルティア・セン著(池本幸生、野上裕生、佐藤仁訳)『不平等の再検討——潜在能力と自由』岩波書店、1999年
厚生省報道発表資料「社会福祉基礎構造改革について(社会福祉事業法等改正法案大綱骨子)」発表1999年4月15日　https://www.mhlw.go.jp/www1/houdou/1104/h0415-2_16.html　閲覧2023年6月5日
岩田正美監修、岩崎晋也編著『社会福祉とはなにか——理論と展開』(リーディングス日本の社会福祉1)、日本図書センター、2011年
新井誠、赤沼康弘、大貫正男『成年後見法制の展望』日本評論社、2011年
平成24年版『厚生労働白書』「第1章　なぜ社会保障は重要か」、2012年
駒村康平他『社会政策——福祉と労働の経済学』有斐閣アルマ、2015年
上野千鶴子、樋口恵子編『史上最悪の介護保険改定?!』岩波ブックレット、2023年
裁判所「家事事件Q&A」　https://www.courts.go.jp/saiban/qa/qa_kazi/index.html　閲覧2023年6月9日
渡辺一史『こんな夜更けにバナナかよ——筋ジス・鹿野靖明とボランティアたち』文春文庫、2013年
上山泰『専門職後見人と身上監護』(第3版)民事法研究会、2015年
東京大学大学院教育学研究科生涯学習論研究室＋一般社団法人地域後

見推進センター「8. 成年後見制度の現状と課題」2016年　https://kouken-pj.org
遠藤英嗣『改訂版家族信託契約――遺言相続、後見に代替する信託の実務』日本加除出版、2023年
中村秀一『2001–2017年　ドキュメント社会保障改革』年友企画、2017年
――『社会保障制度改革が目指しているもの』年友企画、2016年
「障害福祉サービスの利用等にあたっての意思決定支援ガイドラインについて」障発0331第15号各都道府県知事・各指定都市市長・各中核市市長あて厚生労働省社会・援護局障害保健福祉部長、平成29年3月31日
介護保険制度史研究会編著、大森彌他『新装版　介護保険制度史――基本構想から法施行まで』東洋経済新報社、2019年
厚生労働省老健局「介護保険制度をめぐる最近の動向について」令和4年3月24日
菊池馨実『社会保障法』(第3版)有斐閣、2022年
椋野美智子、田中耕太郎『はじめての社会保障――福祉を学ぶ人へ』(第20版)有斐閣アルマ、2023年
最高裁判所事務総局家庭局「成年後見関係事件の概況」 https://www.courts.go.jp/toukei_siryou/siryo/kouken/index.html
Mary E. Schloendorff v. The New York Hospital, April 14, 1914, 105 N.E. 92, 211 N.Y. 125

第5章

厚生労働省「終末期医療の決定プロセスに関するガイドライン」平成19(2007)年
樋口範雄『続・医療と法を考える――終末期医療ガイドライン』前掲
児玉安司「第4章　生命維持治療の中止と差し控え　『法』の役割は何か」高橋都、一ノ瀬正樹編『医と法をめぐる生死の境界』(死生学5)、東京大学出版会、2008年
石飛幸三『平穏死のすすめ――口から食べられなくなったらどうしますか』講談社、2010年
日本緩和医療学会編『終末期がん患者の輸液療法に関するガイドライン　2013年版』金原出版、2013年
有限責任中間法人日本救急医学会「救急医療における終末期医療に関する提言(ガイドライン)について」『日本救急医学会雑誌』、18: 781–786、2007年
長尾和宏『痛くない死に方』ブックマン社、2016年

日本集中治療医学会倫理委員会「委員会報告　DNAR(Do Not Attempt Resuscitation)の考え方」『日本集中治療医学会雑誌』、24: 210–215、2017 年
日本医師会第 X 次生命倫理懇談会「平成 18・19 年度生命倫理懇談会答申　終末期医療に関するガイドラインについて」2008 年
厚生労働省「人生の最終段階における医療・ケアの決定プロセスに関するガイドライン　改訂平成 30 年 3 月」2018 年
――「解説編」2018 年
日本医師会生命倫理懇談会「第 XVI 次生命倫理懇談会答申　終末期医療に関するガイドラインの見直しとアドバンス・ケア・プランニング(ACP)の普及・啓発」2020 年
In Re Quinlan, 355 A.2d 647(N.J. 1976)
Cruzan ex rel. Cruzan v. Director, Missouri Department of Health, Jun 25, 1990, 497 U.S. 261(1990)
Albert R. Jonsen, Dying Right in California — The Natural Death Act, *Clinical Toxicology*, 13:4, 513–522, 1978.　DOI: 10.3109/15563657808988256. accessed May 29, 2023
Marsha Garrison, Carl E. Schneider, *The Law of Bioethics: Individual Autonomy and Social Regulation*, West, 2003
William H. Colby, *Long Goodbye: The Death of Nancy Cruzan*, Hay House Inc., 2002

第 6 章

厚生労働省「遺伝子解析による疾病対策・創薬推進事業の概要」平成 11(1999)年 12 月　https://www.mhlw.go.jp/www1/topics/bosyuu/tp0203-1_d_6.html
厚生労働省「『遺伝子解析研究に付随する倫理問題等に対応するための指針』の概要」 https://www.mhlw.go.jp/www1/topics/idensi/tp0530-1_b_6.html
"Nuremberg Code"　https://research.unc.edu/human-research-ethics/resources/ccm3_019064/
日本医師会訳「ヘルシンキ宣言」 https://www.med.or.jp/doctor/international/wma/helsinki.html
日本医師会訳「ジュネーブ宣言」 https://www.med.or.jp/doctor/international/wma/geneva.html
今井道夫・森下直貴編『生命倫理学の基本構図』(シリーズ生命倫理学 1)丸善出版、2012 年
ユルゲン・ハーバーマス著(三島憲一訳)『人間の将来とバイオエシッ

クス』法政大学出版局、2004 年
株式会社三菱総合研究所「平成 21 年度科学技術総合研究委託(内閣府)『研究機関における機関内倫理審査委員会の抱える課題の抽出とその対応に向けた調査研究』報告書(概要版)」2010 年　https://www8.cao.go.jp/cstp/tyousakai/life/haihu62/siryo3-2-1.pdf
玉井真理子、大谷いづみ編『はじめて出会う生命倫理』有斐閣アルマ、2011 年
丸山英二「今知っておくべき研究における倫理――生命倫理 4 原則と医学研究」『日本義肢装具学会誌』27 巻 1 号、2011 年
渡部朗子『身上監護の成年後見法理』信山社、2015 年
藤原康弘編『現場で使える臨床研究法』南山堂、2019 年
田代志門『みんなの研究倫理入門』医学書院、2020 年
一般社団法人日本 QA 研究会『詳解 GCP 省令――GCP の正しい理解のために』(第 2 版)薬事日報社、2015 年
国立大学法人群馬大学医学部附属病院臨床試験部「治験の 3 つのステップ」2015 年
團野浩編著『詳説臨床研究法』株式会社ドーモ、2018 年
Moore v. Regents of the University of California, 51 Cal. 3d 120, 271 Cal. Rptr.146. 793 P.2d 479(1990)
文部科学大臣決定「研究活動における不正行為への対応等に関するガイドライン」平成 26(2014)年 8 月 26 日
Regulation(EU)No 536/2014 of the European Parliament and of the Council of 16 April 2014 on clinical trials on medical products for human use, and Repealing Directive 2001/20/EC
FDA, "'off-Label" and investigational Use Of Marketed Drugs, Biologics, and Medical Devices――Guidance for Institutional Review Boards and Clinical Investigators' January 1998
三菱総合研究所「平成 21 年度科学技術総合研究委託(内閣府)『研究機関における機関内倫理審査委員会の抱える課題の抽出とその対応に向けた調査研究』報告書」平成 22(2010)年 3 月　https://www8.cao.go.jp/cstp/tyousakai/life/haihu62/siryo3-3-1.pdf
独立行政法人医薬品医療機器総合機構「臨床試験の一般指針」1998 年 4 月 21 日
――『ICH　E8(R1)「臨床試験の一般指針」の改正について』2022 年 12 月 23 日

第 7 章

開原成允・樋口範雄編『医療の個人情報保護とセキュリティ――個人

情報保護法と HIPAA 法』(第 2 版)有斐閣、2005 年
音無知展『プライバシー権の再構成――自己情報コントロール権から適正な自己情報の取扱いを受ける権利へ』有斐閣、2021 年
Institute of Medicine of the National Academies "Effect of the HIPAA PRIVACY RULE on health research" 2006
Institute of Medicine of the National Academies, Sharyl J. Nass, Laura A. Levit, and Lawrence O. Gostin(ed.), *Beyond the HIPAA PRIVACY RULE――Enhancing Privacy, Improving Health Through Research*, The National Academies Press, 2009
Jillian Oderkirk, "Readiness of electronic health record systems to contribute to national health information and research", *OECD Health Working Papers*, No. 99, OECD Publishing, Paris, 2017 https://doi.org/10.1787/9e296bf3-en, accessed May 28.2023
――"Survey results: National health data infrastructure and governance", *OECD Health Working Papers*, No. 127, OECD Publishing, Paris, 2021 https://doi.org/10.1787/55d24b5d-en, accessed June 5, 2023
Bairong Shen(ed.), *Healthcare and Big Data Management*, Springer Nature Singapore Pte Ltd, 2017
村上康二郎『現代情報社会におけるプライバシー・個人情報の保護』日本評論社、2017 年
米村滋人他「医療における個人情報の保護と利活用のあり方――次世代医療基盤法成立をうけて」『論究ジュリスト』24 号、有斐閣、2018 年
Homero Rivas and Katarzyna Wac(ed.), *Digital Health—Scaling Healthcare to the World*, Springer International Publishing AG, 2018
宇賀克也『次世代医療基盤法の逐条解説』有斐閣、2019 年
Bart Custers et al(ed.), *EU Personal Data Protection in Policy and Practice*, T.M.C. Asser Press, 2019
Egondu R. Onyejekwe et al(ed.), *Portable Health Records in a Mobile Society*, Springer Nature Switzerland AG, 2019
A.J. Kulkarni et al(ed.), *Big Data Analytics in Healthcare*, Springer Nature Switzerland AG, 2020
宇賀克也『新・個人情報保護法の逐条解説』有斐閣、2021 年
Maria Tzanou(ed.), *Health Data Privacy Under the GDPR――Big data challenges and regulatory responses*, Routledge, 2021
加藤隆之『プライバシー権保障と個人情報保護の異同――イギリス、アイルランド、日本の比較法的検討』東洋大学出版会、2022 年
内閣府健康・医療戦略推進事務局「次世代医療基盤法の見直しについ

て」2023年2月20日　https://www.kantei.go.jp/jp/singi/kenkouiryou/data_rikatsuyou/dai8/siryou1.pdf　閲覧2023年5月27日
衆議院　https://www.shugiin.go.jp/internet/itdb_rchome.nsf/html/rchome/Horitsu/naikakuA4A51A2E3CC8B2BC492589980023F421.htm　閲覧2023年5月27日

おわりに

厚生労働省健康局結核感染症課(監修)『詳解 感染症の予防及び感染症の患者に対する医療に関する法律 四訂版』中央法規出版、2016年
アマルティア・セン(大庭健、川本隆史訳)『合理的な愚か者　経済学=倫理学的探求』勁草書房、1989年
日本医師会生命倫理懇談会令和2・3年度答申「『医療AIの加速度的な進展をふまえた生命倫理の問題』について」2022年
U.S. Food & Drug Administration "Artificial Intelligence/Machine Learning (AI/ML)-Based Software as a Medical Device (SaMD) Action Plan", 2021　https://www.fda.gov/media/145022/download, accessed May 28, 2023
UNESCO. General Conference, 41st, 2021 [882] Document code: 41 C/23 Annex, Report of the Social and Human Sciences Commission (SHS) "DRAFT TEXT OF THE RECOMMENDATION ON THE ETHICS OF ARTIFICIAL INTELLIGENCE", April 2021　https://unesdoc.unesco.org/ark:/48223/pf0000378931, accessed May 28, 2023

児玉安司

1958年生まれ．83年東京大学法学部卒業．91年新潟大学医学部卒業．アメリカ海軍横須賀病院インターン，司法修習生を経て，94年弁護士登録(第二東京弁護士会)．95年シカゴ大学ロースクール修士課程修了(フルブライト留学生)，シカゴとロンドンの法律事務所で勤務し，98年ニューヨーク州弁護士登録．2004年医学博士(新潟大学)．
2004～15年東京大学大学院医学系研究科特任教授．2015～23年国立がん研究センター理事．
現在―一橋大学法科大学院客員教授(医事法)，
　　東京医科大学理事・評議員，東海大学客員教授，自治医科大学客員教授
著書―『生命倫理と法 I，II』(共著，弘文堂)，『医療の法律相談』(共編著，有斐閣)，『患者の権利と医療の安全』(共著，ミネルヴァ書房)，『医療安全と医事法』(共著，信山社)他

医療と介護の法律入門　　岩波新書(新赤版)1979

2023年7月20日　第1刷発行
2024年7月5日　第2刷発行

著　者　児玉安司《こだまやすし》

発行者　坂本政謙

発行所　株式会社 岩波書店
〒101-8002 東京都千代田区一ツ橋2-5-5
案内 03-5210-4000　営業部 03-5210-4111
https://www.iwanami.co.jp/

新書編集部 03 5210 4054
https://www.iwanami.co.jp/sin/

印刷・理想社　カバー・半七印刷　製本・中永製本

ISBN 978-4-00-431979-5　　Printed in Japan

岩波新書新赤版一〇〇〇点に際して

ひとつの時代が終わったと言われて久しい。だが、その先にいかなる時代を展望するのか、私たちはその輪郭すら描きえていない。二〇世紀から持ち越した課題の多くは、未だ解決の緒を見つけることのできないままであり、二一世紀が新たに招きよせた問題も少なくない。グローバル資本主義の浸透、憎悪の連鎖、暴力の応酬——世界は混沌として深い不安の只中にある。

現代社会においては変化が常態となり、速さと新しさに絶対的な価値が与えられた。消費社会の深化と情報技術の革命は、種々の境界を無くし、人々の生活やコミュニケーションの様式を根底から変容させてきた。ライフスタイルは多様化し、一面では個人の生き方をそれぞれが選びとる時代が始まっている。同時に、新たな格差が生まれ、様々な次元での亀裂や分断が深まっている。社会や歴史に対する意識が揺らぎ、普遍的な理念に対する根本的な懐疑や、現実を変えることへの無力感がひそかに根を張りつつある。そして生きることに誰もが困難を覚える時代が到来している。

しかし、日常生活のそれぞれの場で、自由と民主主義を獲得し実践することを通じて、私たち自身がそうした閉塞を乗り超え、希望の時代の幕開けを告げてゆくことは不可能ではあるまい。そのために、いま求められていること——それは、個と個の間で開かれた対話を積み重ねながら、人間らしく生きることの条件について一人ひとりが粘り強く思考することではないか。その営みの糧となるものが、教養に外ならないと私たちは考える。歴史とは何か、よく生きるとはいかなることか、世界そして人間はどこへ向かうべきなのか——こうした根源的な問いとの格闘が、文化と知の厚みを作り出し、個人と社会を支える基盤としての教養となった。まさにそのような教養への道案内こそ、岩波新書が創刊以来、追求してきたことである。

岩波新書は、日中戦争下の一九三八年一一月に赤版として創刊された。創刊の辞は、道義の精神に則らない日本の行動を憂慮し、批判的精神と良心的行動の欠如を戒めつつ、現代人の現代的教養を刊行の目的とする、と謳っている。以後、青版、黄版、新赤版と装いを改めながら、合計二五〇〇点余りを世に問うてきた。そして、いままた新赤版が一〇〇〇点を迎えたのを機に、人間の理性と良心への信頼を再確認し、それに裏打ちされた文化を培っていく決意を込めて、新しい装丁のもとに再出発したいと思う。一冊一冊から吹き出す新風が一人でも多くの読者の許に届くこと、そして希望ある時代への想像力を豊かにかき立てることを切に願う。

（二〇〇六年四月）